W0190411

Prof. Dr. Volkmar Jansson
mit Bettina Rubow

Happy Bones

Besser
leben mit
gesunden
Knochen &
Gelenken

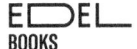
EDEL
BOOKS

Inhalt

Kapitel III: Knochenkrankheiten, bildgebende Verfahren und die besten Therapien für Ihre Knochen   169

FÜR UNSERE FAMILIEN.
Volkmar Jansson & Bettina Rubow

Vorwort

Liebe Leserin, lieber Leser,
dies ist kein Buch zur Selbsthilfe. Aber zum tieferen Verständnis
der eigenen inneren Strukturen, die uns aufrecht und beweglich
halten. Unsere Knochen sind das Haltbarste an uns, gehen wir acht-
sam mit ihnen um, tragen sie uns lange gut durchs Leben.

In meiner orthopädischen Praxis ist mir immer wieder das Be-
dürfnis der Patientinnen und Patienten begegnet, mehr über sich
selbst, ihre Erkrankung, ihre Knochen und Gelenke zu erfahren.
Um dann mit der Therapie, vielleicht sogar mit einer Operation
besser zurechtzukommen. Die Patientinnen und Patienten, die viel
über sich wussten, konnten ihre Erkrankung und deren Folgen meistens besser annehmen. Der mündige Patient ist aus der modernen
Medizin nicht mehr wegzudenken. Aber diese Mündigkeit kommt
nicht von allein. Das Internet ist selten ein guter Lehrer … Seine
Informationen sind meist zu oberflächlich, zu ungenau und zu sehr
von Eigeninteressen der Autorinnen und Autoren beeinflusst.

Auch deshalb ist mir dieses Buch ein Anliegen. Mit ihm können
Sie sich schlaumachen und sich manches Problem Ihres Bewegungs-
apparates vielleicht sogar selbst erklären. Trotzdem werden Sie da-
rauf angewiesen sein, die Orthopädin oder den Orthopäden Ihres
Vertrauens zu finden. Bei der Suche kann ich Ihnen nicht helfen.
Dabei, mit ihr oder ihm auf „Augenhöhe" zu reden, aber schon!
Volkmar Jansson

Einleitung

„… once destroyed it is not repaired." Einmal zerstört, niemals wieder repariert. Hinter dieser ernüchternden Aussage verbirgt sich nicht etwa die Enttäuschung eines gebrochenen Eheversprechens, sondern die Erkenntnis des englischen Anatoms William Hunter.[1] Es ging auch nicht ums Privatleben, sondern um den ebenfalls spannenden Knorpel, den Gelenkknorpel. Bereits 1743 hatte Hunter erkannt, dass Gelenkknorpel ein kostbares Gut ist. Kostbar, weil bereits eine kleine Verletzung einen nicht mehr gutzumachenden Schaden im Gelenk hinterlässt. Dieses Paradigma gilt bis heute. Zwar können wir mit verschiedensten Methoden Knorpeldefekte tatsächlich therapieren, das Stichwort lautet hier „tissue engineering", Anzüchten von Knorpelzellen im Labor. Aber den ursprünglichen Gelenkknorpel mit seiner komplexen filigranen Kollagenfaserarchitektur, den „hyalinen Knorpel", können wir bislang mit keinem Verfahren der Welt wiederherstellen. Wir müssen also gut auf ihn aufpassen, den Gelenkknorpel.

Wie sieht es dagegen mit dem Knochen aus? Nun, der ist härter im Nehmen, im wahrsten Sinne des Wortes. Während Knorpel weich und anschmiegsam ist, ist der Knochen ein harter Brocken. Bis er bricht, muss viel passieren. Seine Festigkeit ist höher als die eines Eichenstocks, und im Gegensatz zu einem Stück Holz kann der Knochen noch etwas ganz Besonderes: Er kann heilen. Das kann er so gut, dass ein Knochenbruch sogar ohne Narbe heilt.

Werden die Knochenenden wieder perfekt aneinandergefügt, kann man Jahre später weder im Röntgenbild noch im Mikroskop etwas von der alten Bruchlinie erkennen. Und selbst wenn der Knochenbruch nicht gut eingerichtet wurde, schafft es der Knochen trotzdem oft, wieder zusammenzuwachsen. Dann allerdings sieht man im Röntgenbild fast immer die alte Fraktur, sie ist verdickt, wir sagen dazu „sekundär" geheilt. Erst hat sich ein knorpelartiger „Callus" um die Fraktur herum gebildet, und dann ist dieser im zweiten Schritt, eben sekundär, verknöchert.

Aber auch jetzt passiert etwas Wundersames: Die Verwerfungen der Knochenenden und der unförmig dicke Knochen im Bereich der ehemaligen Fraktur glätten sich im Laufe der Jahre. Von ganz allein. Der Knochen lebt! Denn keinesfalls ist der Knochen ein Stück tote Materie, nein, er passt sich den auf ihn einwirkenden Kräften kontinuierlich und so an, dass mit möglichst wenig Knochenmasse das Maximum an Stabilität erreicht wird. Das heißt, je mehr wir den Knochen belasten, umso stärker wird er. Leider heißt das aber auch im Umkehrschluss: Faule Menschen kriegen einen weichen Knochen, sie neigen zur Osteoporose.

Bei den Knochen unterscheiden wir zwischen dem holzstockartigen festen Knochen, zum Beispiel in der Mitte des Oberschenkels, dem „kortikalen" Knochen, und dem weichen, gelenknahen Knochen, der Spongiosa, dem schwammartigen Knochen. Wie kann Knochen so unterschiedliche Strukturen bilden? Immerhin sind es immer die gleichen Knochenzellen, die mal dicht gepackt den kortikalen Knochen und mal fein verteilt auf Tausenden Knochenbälkchen, den „Trabekeln", die Spongiosa bilden. Nun, der Mechaniker weiß die Antwort. Weil die Gelenke so viel breiter sind als der Knochen zwischen zwei Gelenken, verteilt sich die Last auf eine größere Fläche. Es braucht also in Gelenknähe weniger Knochenmasse pro Fläche, um alle Knochenzellen mit dem gleichen Druck zu belasten.

Dabei passiert wieder etwas Wundersames. Obwohl vom Material sehr hart, sind die feinen Knochenbälkchen dünn und biegsam. Damit bereiten sie dem Knorpel ein weiches Bett und federn nach, wenn die Last in Bereichen des Gelenkes zu groß wird. Der Knochen hat also mehr zu tragen in der Partnerschaft mit dem Knorpel, aber dafür macht dieser ihm das Leben angenehm.

Wir können unsere Knochen nicht sehen, weil sie unter Haut und Muskulatur verborgen sind. Aber wir spüren sie, vor allem dann, wenn es ihnen nicht gut geht. Woran sich die Kernfrage anschließt: Wie passen wir am besten auf unsere Knochen und Gelenke auf, damit sie uns robust durchs Leben tragen? Die Antwort lautet schlicht: Mittelmaß! Eigentlich ist alles ganz einfach. Knochen, Knorpel, Gelenke, das sind Strukturen, die Ingenieure genau berechnen können. Wir wissen, was der Knochen an mechanischer Belastung braucht, um nicht zu verkümmern: möglichst viel, aber nicht so viel, dass er bricht oder zu spröde wird. Wir kennen die optimale Belastbarkeit des Gelenkknorpels, ungefähr 3 bis 4 MPa. Das entspricht dem Druck von einem Kilogramm auf einer Fläche von 4 mm². Nur kann sich der Knorpel im Gegensatz zum Knochen leider kaum anpassen. Zwar wissen wir von Sportlerinnen und Sportlern, dass die Knorpelschicht dicker wird, je mehr wir sie belasten. Das ist der Versuch des Knorpels, den Druck etwas besser zu verteilen, aber mehr kann er nicht tun. In die Breite wachsen oder dichter werden ist im Gegensatz zum Knochen nicht möglich. Reicht dieser Versuch der Anpassung nicht aus, kommt es zu Zerreißungen der Kollagenfasern im Knorpelinneren. Diese aber halten ihn zusammen, sind wie Tausende kleiner Bänder in der gelartigen Knorpelmasse. Ohne sie zerflösse der Knorpel bei der geringsten Belastung. Die Anordnung dieser Kollagenfasern ist komplex und wird nur einmal im Leben gebildet, im Mutterleib. Danach beginnt die Alterung. Zumindest, was den Knorpel angeht.

Was passiert, wenn der Knorpel seine Form verliert, weil seine inneren Bänder reißen? Nun, er versucht eine Reparatur, aber sie gelingt ihm nicht. Es bildet sich im besten Fall ein sogenannter Faserknorpel. Dessen Kollegenfasern sind wirr und unsortiert, sie geben dem Knorpel wenig Halt. Die Knorpelschicht wird immer dünner. Und dann passiert etwas darunter, an der Grenze zum Knochen, was wir auf keinen Fall wollen. Der Knochen spürt die erhöhte Belastung an den Stellen, an denen der Knorpel dünn geworden ist, der Druck auf den Knochen steigt. Der Knochen reagiert. Die sonst und bei der Frakturheilung so segensreiche Anpassung des Knochens an die mechanische Belastung, das „Bone Remodeling", setzt ein. Da, wo der Knochen eben noch weich und elastisch war und dem Knorpel geholfen hat, Spitzenlasten abzufedern, wird die Last so groß, dass der Knochen beginnt, dagegen anzuarbeiten. Die Knochenmasse erhöht sich, der Knochen wird dicht und hart. Da, wo der Knochen vor Kurzem dem Knorpel noch mit seiner Elastizität geholfen hat, drückt er den Knorpel jetzt umso fester zusammen. Es wird eng für den ohnehin schon schwachen Knorpel, denn genau an den Stellen, an denen er dünn geworden ist, wird der Druck jetzt immer größer, nicht mehr ertragbar für die Knorpelzellen. Die Knorpelschicht wird also genau an diesen ohnehin schon schwachen Stellen weiter geschädigt und dünnt weiter aus. Das Gleichgewicht in der Knochen-Knorpel-Ehe ist aus dem Tritt geraten.

Sie ahnen die Faszination, die ein derartiges komplexes und lebendes mechanisches „System" auf einen Ingenieur hat. Das meine ich jetzt ganz wörtlich, denn als ich mich entscheiden musste, was ich mit meinen beiden abgeschlossenen Studien des Maschinenbaus und der Medizin einmal machen wollte, hat mich genau dieses Thema der komplexen Mechanik einer lebenden Materie zur Orthopädie gebracht. Denn so einfach wie oben geschildert sind die Berechnungen und die Biologie leider nicht. Aber sie ziehen sich durch alle Bereiche der Orthopädie. Auch bei den Kunstgelenken finden die geschilderten Knochenumbauvorgänge an der Grenze zwischen dem Implantat und dem Knochen statt. Sie entscheiden mit darüber, ob ein Kunstgelenk auf Dauer vom Knochen angenommen werden kann oder nicht. Als ich anfing in der Orthopädie, war darüber noch wenig bekannt. Man setzte die Implantate ein, die den Chirurgen gefielen. Regularien gab es nur wenige. So bitter es klingt, viel hat man insbesondere von den Fehlschlägen gelernt.

Nach und nach hörte man auf die Ingenieure und baute die Implantate so, dass der Knochen eine Chance hatte, sich mit ihnen zu verbinden. Auch die Operationstechniken haben sich verbessert. Der Mediziner hat auf den Ingenieur zu hören gelernt. Gerade beim Operieren hat mir das mechanische Wissen oft über viele schwierige Situationen hinweggeholfen.

Auch das Verständnis für die Biologie hat sich in den letzten Jahrzehnten grundlegend verändert, vor allem das Verständnis für den Knorpel. Wir wissen, dass die auf ihn einwirkende mechanische Last eine Schlüsselrolle bei den knorpelrekonstruierenden Therapieverfahren spielt. Wir wissen, dass sich Stammzellen, die wir im Knochen so reichlich finden, in Knorpelzellen umbilden können und so Knorpeldefekte, wenn auch nur mit Faserknorpel, ausgleichen können. Und je besser wir die Zellbiologie und die Mechanik und die Zellchemie zusammenbringen, umso besser werden unsere Knorpeltherapien in Zukunft sein und desto näher werden wir dem „Heiligen Gral", dem sogenannten hyalinen Gelenkknorpel, kommen. Der Knorpel, mit dem wir als Kinder gestartet sind.

Bis es so weit ist, können wir anderes tun. Da wir verstanden haben, dass Arthrose mit Mechanik zu tun hat, können wir frühzeitig durch Korrekturoperationen die Last, die auf die Gelenke einwirkt, abfedern. Ein starkes angeborenes oder im Laufe des

Lebens erworbenes O-Bein kann zum Beispiel durch eine rechtzeitige Begradigung den Verschleiß im Kniegelenk begrenzen. Ein „pfannenverbessernder" Eingriff an der Hüfte kann bei einer Hüftdysplasie, das ist die angeborene schlecht ausgebildete Hüftgelenkspfanne, den Gelenkdruck vermindern helfen. Oft können diese Maßnahmen den natürlichen Verlauf des Gelenkverschleißes aufhalten, komplett verhindern meistens nicht. Die Evolution hat eben nicht vorausgesehen, dass unsere Gelenke eines Tages nicht nur dreißig, sondern achtzig, neunzig Jahre oder noch länger halten müssen. So gesehen ist die Arthrose keine Erkrankung, sondern ein natürlicher Prozess, dem wir uns alle eines Tages stellen müssen. Die Orthopädie und vor allem die orthopädische Forschung hat die Aufgabe, die Natur dabei möglichst lange zu überlisten.

Mit diesem Buch möchte ich Sie mitnehmen auf eine spannende Reise ins Innerste unseres Körpers, zu den lange vernachlässigten Knochen und Gelenken, unseren Stütz- und Schutzstrukturen, ohne die wir nicht mehr wären als ein Sack weicher Masse. Meine gesamte Erfahrung als Orthopäde ist in ihm enthalten. Möge es Ihnen allen nutzen.

Kapitel I
Knochen, der starke Kerl

Wenn ich an den Knochen denke, fällt mir sofort der Stahlbeton ein. Nicht dass der Knochen eine tote Masse sei. Nein, der Knochen lebt! Aber die Natur hat den Knochen einzigartig konzipiert. Und sofort zeigt sich dem Ingenieur ein wesentlicher Unterschied zum Stahlbeton. Doch während Stahlbeton sowohl Zug- als auch Druckkräfte aufnehmen kann, ist der Knochen von Natur aus im Wesentlichen dazu ausgelegt, nur Druckkräfte auszuhalten.

Aber was sind dann die Ähnlichkeiten zum Stahlbeton? Dazu müssen wir uns die Mikroarchitektur des Knochens genauer ansehen. Wie der Stahlbeton besteht der Knochen aus zwei mechanisch unterschiedlich wirkenden Bestandteilen. Zum einen haben wir sehr druckfestes Mineralsalz, das Hydroxylapatit. Dieses entspricht im Wesentlichen dem Beton. Das Hydroxylapatit allein würde Zugkräfte aber nicht in ausreichender Weise aufnehmen können, denn dazu ist es zu spröde. Deswegen gibt es in Knochen zusätzlich Kollagenfasern, in die das Hydroxylapatit eingebettet ist. Diese Fasern verhindern, dass das Salz unter der mechanischen Belastung zerbirst. Ähnlich wie der Stahl den Beton, so halten die Kollagenfasern das Hydroxylapatit zusammen. Aber im Gegensatz zum Stahlbeton darf man den Knochen nicht zu fest auseinanderziehen, das halten die Kollagenfasern nicht aus. Daher gilt im Körper eine Arbeitsteilung. Während der Knochen zur Aufnahme der Druckkräfte da ist, gibt es zur Aufnahme der Zugkräfte besser geeignete Strukturen, nämlich Bänder und Sehnen. Gemeinsam mit dem Knochen bilden sie das, was die Orthopädie als Stütz- und Bewegungsapparat bezeichnet.

205 Knochen verrichten im menschlichen Körper ihre Arbeit. Etwa fünf Kilogramm schleppt ein gesunder erwachsener Mensch davon mit sich herum. Und alle sind sie in gleicher Weise aufgebaut. Dabei ist zunächst einmal Energiesparen angesagt. Viel Knochen bedeutet einen hohen Energieeinsatz. Aber was kostet denn eigentlich so viel Energie? Auch wenn der Knochen lebt, macht er nicht viel. Außer da zu sein. Doch allein der Unterhalt kostet. Deshalb ist eben nur so viel Knochen da, wie der Mensch braucht. Und der braucht genau so viel, wie er macht. Bewegt er sich viel, treibt er viel Sport, hebt er schwere Gewichte, braucht er einen starken Knochen. Dann passt sich der Knochen dieser erhöhten mechanischen Belastung an, er wird dicker. Wenn andersherum die mechanische Belastung des Knochens ausbleibt, wird er wieder dünner.

Wie der Knochenumbau auf der Zellebene funktioniert

Wie geht das nun mit dem Dicker-und-dünner-Werden des Knochens? Dazu gibt es Spezialisten, zwei spezielle Zelltypen. Die einen, die Osteoblasten, nennen wir sie in Stellvertretung Moritz, sind dazu da, den Knochen wachsen und dicker werden zu lassen. Wie macht Moritz das? Eine Zelle hat ja keine Werkzeuge oder Hände, mit denen sie Kollagenfasern verknoten und in diese Netze Hydroxylapatit hineingießen kann. Moritz kann nur eins: Chemie! Aber darin ist er ein Meister. Moritz ist wie jeder Zelltyp im Körper ein Spezialist. Jede Körperzelle stellt spezielle Proteine her, die nur von diesem Zelltyp gebildet werden können. Im Falle von Moritz sind das spezielle Kollagene, die eine hohe Affinität zu

Kalziumphosphat aufweisen. Das Kollagen eins und das Kollagen acht sind solche Kandidaten.

Was ist Kalzium? Das Leben benötigt vor allem Sauerstoff, Kohlenstoff, Wasserstoff und Stickstoff. Dann folgt mit einigem Abstand Kalzium. 1,5 Prozent unseres Körpergewichts entfallen auf dieses Element, das man vielleicht noch aus dem Chemieunterricht kennt. Das Metall verbindet sich wie der Blitz, wenn man ihm ein anderes Material anbietet, zum Beispiel Wasser. Tatsächlich ist Kalzium ein extrem reaktives Element, das in der Natur in unzähligen Verbindungen vorkommt. Davon ist der allseits bekannte Kalk (nur) eine. Kalk heißt chemisch korrekt Kalziumkarbonat. Die Verbindung mit dem Kohlenstoff (Carbonium) ist eine andere leidenschaftliche Liaison des Kalziums. In den Knochen steckt aber kein Kalk, sondern Kalzium als Kalziumphosphat oder Hydroxylapatit. Das ist die harte Substanz, die dem Knochen die Festigkeit verleiht, damit der Mensch nicht als Sofakartoffel sein Leben fristen muss.

Halte niemand das Hydroxylapatit für eine „tote" Materie, nur weil es aus anorganischen Quellen kommt. Das in ihm enthaltene Kalzium verwendet der Körper immer dann, wenn es anderweitig, etwa durch Ernährungsmängel, zu wenig von diesem Element gibt. Der Körper nutzt die Knochen tatsächlich als Kalziumbank, von der er abhebt, wenn er klingendes Metall braucht. Und er legt es auch wieder an, wenn genug davon vorhanden ist.

Kommt also so ein Kalziumphosphat aus dem Blut angeschwommen (jawohl, der Knochen ist durchblutet), bindet es an diese Kollagenfasern. Es kommt zu einer Mineralisierung dieser Fasern und letztlich zur Bildung des Hydroxylapatits.

Aber Moritz ist nicht allein. Natürlich ist Max in der Nähe und wartet geduldig auf seine Chance. Max ist ein sogenannter Osteoklast. Dieser Zelltyp hat einen eher destruktiven Charakter. Alles, was Moritz aufgebaut hat, ist Max ein Dorn im Auge. Max hält sich mit seiner Arbeit nur dort zurück, wo es auffällt, nämlich da, wo der Körper den Knochen braucht. An den Stellen aber, an denen der Knochen weniger belastet wird, wartet ein listiges Helferlein, der Osteozyt. Dieser schüttet ein bestimmtes Protein aus, das RANKL. Max wird rasend, wenn der RANKL in seiner Nähe ist. Wie ein Wilder fängt er an, Moritz' sorgsam gebildeten Knochen aufzulösen. Es kommt zu einem lokalen Knochenschwund.

Osteoblasten (Moritz) & Osteoklasten (Max)

Dieser Knochenschwund hat aber auch etwas Gutes. Und das gleich aus mehreren Gründen. Wie bei jedem Material gibt es auch beim Knochen eine Materialermüdung. Wir kennen das von einer Büroklammer. Biegen wir sie einige 100-mal hin und her, wird das Material spröde und bricht schließlich. Das Problem der Büroklammer ist, niemand hilft ihr. Max und Moritz hingegen leisten ganze Arbeit. Da, wo der Knochen die ersten Ermüdungsrisse durch eine zu hohe und lang andauernde mechanische Belastung bekommt, macht Max reinen Tisch. Nachdem er den betroffenen Knochen entfernt hat, kann Moritz diesen wieder neu aufbauen. Was kein in der Technik übliches Material kann, schafft die Natur ganz spielerisch. Allerdings baut Moritz den Knochen nur an den Stellen wieder auf, an denen er wirklich gebraucht wird. So kommt es nicht nur zu einer Reparatur, sondern zu einem ständigen Umbau der Knochenstrukturen, den mechanischen Ansprüchen folgend. Wir sehen also: Keinesfalls ist der Knochen ein totes Material!

Der Schwamm (Spongiosa) & die Rinde (Kortikalis)

Und wie war das mit dem Energiesparen? Der Knochenumbau kann schließlich nicht umsonst sein. Ist er auch nicht. Wir unterscheiden zwei Knochenstrukturen, zum einen den spongiösen, den schwammartigen Knochen, zum anderen den kortikalen, den festen Knochen.

Den löchrigen spongiösen und eher weichen Knochen finden wir insbesondere in den Gelenkbereichen. Je nachdem, wie die Gelenke belastet werden, muss er sich im Bereich der Gelenke besonders oft neuen mechanischen Herausforderungen stellen. Wenn wir zum Beispiel bei unseren Sportgewohnheiten das kniebelastende Joggen durch das kniefreundliche Fahrradfahren ersetzen, bedeutet das für das Hüft- und Kniegelenk eine komplette Umstellung der mechanischen Situation.

Es gibt aber noch einen anderen Grund, warum der Knochen im Bereich der Gelenke weich und anpassungsfähig sein muss. Über diesem Knochen liegt der Gelenkknorpel, ein wirklich sensibler Kerl, dem man es kaum recht machen kann. Wird er zu wenig belastet, wird er dünner, wird die Belastung zu groß, geht er kaputt. Nach den Gesetzen der Physik hängt dabei die Last, die auf den Knorpel wirkt, stark von der Auflage des Knorpels auf dem Knochen ab. Je härter diese Auflage ist, umso unkomfortabler wird es für den Knorpel. Wir sehen, die Spongiosa muss viel leisten. Umsonst ist das nicht. Während der kortikale Knochen sehr genügsam ist, braucht der ständige Knochenumbau im Bereich der Spongiosa viel Energie. Daher leistet sich der Körper auch, nur circa zwanzig Prozent seines Knochens als spongiösen Knochen auszubilden.

Warum hat es dagegen der kortikale Knochen so leicht? Auch hier weiß der Mechaniker die Antwort. Während der spongiöse Knochen sich ständig mit den neuen Sportgewohnheiten seines Arbeitgebers abplagen muss, überträgt der kortikale Knochen eine genau definierte Belastung von Gelenk A auf Gelenk B. Das funktioniert meistens ohne große Probleme. Nur wenn den Knochenbesitzer der Ehrgeiz packt und er seine sportlichen Aktivitäten steigert, muss der kortikale Knochen etwas dicker oder aber bei einem Faulenzer entsprechend dünner werden. Viel mehr ist nicht zu tun. Bis auf eine Kleinigkeit. Geht nämlich der Knochenbesitzer mit seinem Stütz- und Bewegungsapparat nicht sorgsam um, stürzt er oder erleidet einen Unfall und es kommt zu einer Knochenfraktur, müssen sowohl die Spongiosa wie auch der kortikale Knochen sich beweisen. Dann wächst der kortikale Knochen manchmal über sich hinaus. Wird ein solcher Knochenbruch nämlich nicht richtig eingerichtet, sodass der Knochen schief zusammenwächst, leistet der kortikale Knochen ganze Arbeit. Dabei helfen ihm die Gesetze der Physik. Da an den Stellen, die innerhalb des Knicks liegen, große Druckkräfte wirksam werden, fängt Moritz an zu schaufeln, was das Zeug hält, und schüttet Knochen an die hochbelasteten Stellen, damit sich die Druckkräfte auf mehr Knochenmasse verteilen können. Der Knochen wird

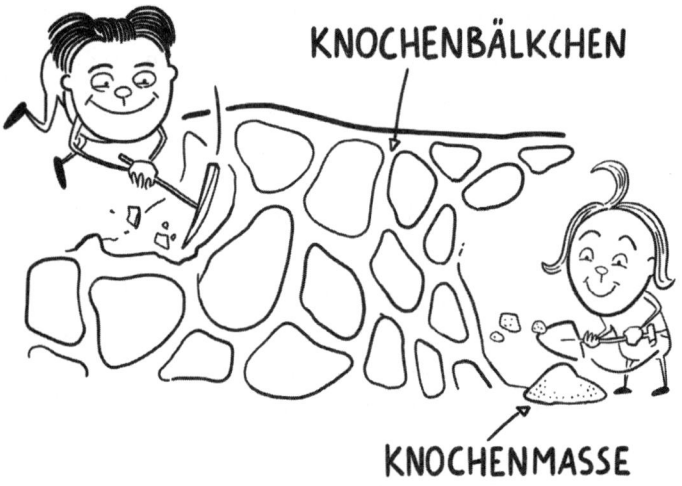

Abb. 1: Max und Moritz werkeln in unseren Knochen

also in diesen Bereichen dicker. Auf der Außenseite des Knicks dagegen herrschen Zugkräfte. Das mag der Knochen gar nicht, und Max fängt an, den Knochen an diesen Stellen wegzuhacken. Innen Knochenwachstum, außen Knochenabbau. In der Folge wird aus dem krummen wieder ein gerader Knochen (s. Abb. 1).

Max und Moritz und die Chemie

Das alles hört sich an, als würden sich Max und Moritz nur um die Physik kümmern. Doch eigentlich sind sie Chemiker, die in ihrem Zelllabor Kollagene und anderes herstellen. Und als Chemiker hören sie auf die Chemie. Es gibt eine Reihe von Substanzen, die sie in ihrer Aktivität anregen oder hemmen. Vitamine, Hormone, Kalziummangel, all das kann den Knochenauf- und -abbau anregen oder stören. Gerade das Kalzium. Neunundneunzig Prozent des im Körper vorhandenen Kalziums ist im Knochen gespeichert. Ohne das Kalzium bekommt der Knochen keine Härte. Es ist wesentlicher Bestandteil des oben erwähnten Hydroxylapatits. Und wegen der vielen Knochenumbauprozesse braucht der Knochen ständig Nachschub. Den bekommt er über die Nahrung. So ungefähr ein Gramm Kalzium pro Tag braucht jede und jeder Erwachsene täglich.

Doch so einfach kommt das Kalzium gar nicht in die Knochen hinein, dazu braucht es ein bestimmtes Vitamin, das Vitamin D. Haben wir davon nicht genug, nützt das Kalzium in der Nahrung wenig. Und mit dem Vitamin D ist es so eine Sache. Zwar kann der Körper Vorstufen davon selbst herstellen, aber richtig fertigstellen kann er es nicht. Dazu muss eine Vorstufe des Vitamins D in den Epithelien, den Zellschichten der Haut, noch ausreifen. Und hierfür braucht es Sonnenlicht. Leider haben wir davon alle viel zu wenig, ein kurzer Sommerurlaub im Jahr reicht nicht aus.

Tatsächlich ist der Vitamin-D-Mangel in der „zivilisierten" Gesellschaft zu einem relevanten Problem geworden. In jedem Fall lohnt es sich, den Vitamin-D-Spiegel im Blut regelmäßig messen zu lassen. In vielen Fällen bewegt er sich im unteren Normbereich. Dann lohnt es sich, dem Körper Vitamin D zuzuführen, damit das Kalzium seinen Weg in den Knochen findet.

Das Power-Couple Kalzium und Vitamin D. Ohne Kalzium bekämen unsere Knochen keinen Werkstoff für ihre Bautätigkeit, ohne Vitamin D würde die Lieferkette von Kalzium und Phosphor zusammenbrechen. Das Sonnenscheinvitamin, das erst im Körper gebildet wird und daher eigentlich ein Hormon ist, ist also mindestens ebenso wichtig für unsere Knochen, wie es die Mineralstoffe sind. Bemerkenswert am Knochenstoffwechsel ist außerdem, wie sehr er mit der Natur verbunden ist. Salze und Metalle aus der Erde und Sonnenlicht aus dem Himmel, das ist es, was wir bis in die Knochen brauchen.

Der Gastraum fürs Knochenmark

Der Knochen hat eine weitere sehr liebenswerte Eigenschaft, er ist sehr gastfreundlich. In seinen Hohlräumen, die in der Spongiosa reichlich vorhanden sind, beherbergt er das Knochenmark. Darin wiederum leben eine ganze Reihe sehr wichtiger Zellen. Die gesamte Blutbildung findet im Knochenmark statt. Und da wird wirklich etwas geleistet. So eine Blutzelle, der Erythrocyt, lebt nämlich nicht lange, nur circa 30 bis 120 Tage. Das Blut muss also ständig erneuert werden, und das findet im Knochen statt. Auch die weißen Blutkörperchen, die für das Immunsystem so wichtig sind, die Blutplättchen oder Thrombozyten, ohne die eine

Wunde nicht aufhören würde zu bluten, werden im Knochen gebildet. Und der Knochen ist reich an sogenannten Stammzellen. Das sind Zellen, die sich in praktisch alle anderen Zellen des Körpers umwandeln können. Somit ist der Knochen der beste Hort fürs zelluläre Leben. Wahrlich, der Knochen lebt!

Wenn Knochen älter werden

Funktioniert das alles ein Leben lang? Leider nein. Die menschliche Evolution hat leider nur die ersten dreißig Jahre unseres Lebens im Blick gehabt, dann geht's bergab. Während ein Knochenbruch beim Kleinkind schon nach zwei Wochen wieder richtig fest ist, dauert das beim Erwachsenen mindestens sechs Wochen. Und nicht nur die Knochenheilung wird langsamer, der Knochen verändert sich auch in seiner Struktur. Der Röhrenknochen des Oberschenkels weitet sich, der Durchmesser nimmt zu, aber die Knochenwand der Röhre wird dünner und dünner. Auch die Knochenbälkchen der Spongiosa werden dünner. Und es kommt noch dicker. Wenn ein Trabekel sich so weit aufgelöst hat, dass er keine Last mehr, zum Beispiel in einem Wirbelkörper, von oben nach unten übertragen kann, verliert Moritz sein Interesse. Der schaufelt schließlich nur, wenn die Last ansteigt. Max nutzt das sofort aus und hackt den Rest weg. Der Knochenbalken löst sich auf! Knochenbälkchen für Knochenbälkchen verschwinden. Man spricht dann von einer „Rarefizierung" der Spongiosa. Die Bruchfestigkeit der Wirbelkörper nimmt in der Folge rapide ab.

Folgt der Knochenbesitzer jetzt endlich dem Rat des Orthopäden und beginnt wieder mit einer sportlichen Tätigkeit, kommt es zwar erneut zu einer höheren mechanischen Belastung der Knochen. Moritz würde das gerne honorieren und die Knochenbälkchen wachsen lassen. Aber: Wo es keine Knochenbälkchen mehr gibt, kann nichts mehr dicker werden. Das Bone Remodeling, das Anpassen der Knochenstruktur an die mechanische Belastung, kann nicht mehr funktionieren. Hat der Abbau des Knochens also ein bestimmtes Maß überschritten, ist dieser Prozess unumkehrbar! Daher ist es so wichtig, den Beginn des Knochenschwunds, die Osteoporose, rechtzeitig zu entdecken und zu behandeln. Doch dazu später.

Knochenbälkchen. Der schwammartige Knochen, die Spongiosa, wird aus Tausenden kleiner Knochenbälkchen gebildet. Am einfachsten kann man sich die Struktur klarmachen, wenn man sich ein Stück Schaumstoff vorstellt. Die dünnen Wände im Schaumstoff sind unsere Knochenbälkchen. Es gibt, außer dem Material natürlich, nur einen ganz kleinen Unterschied. Während im Schaumstoff die vielen Hohlräume aus kleinen, in sich abgeschlossenen Blasen bestehen, sind die Wände dieser „Blasen" in der Spongiosa an vielen Stellen unterbrochen. Man nennt das eine offenporige Struktur.

Aber auch im Inneren des Knochens tut sich etwas. Da, wo sich im jugendlichen Alter die Blutzellen getummelt haben, breitet sich Fettgewebe aus. Zunehmend kommt es zu einer Verfettung des Rückenmarks. Die Blutbildung geht zurück, das Immunsystem leidet unter der Dezimierung seiner Zeilen, es wird still im Knochen. Alles muss irgendwann ein Ende haben.

Knochenselbstheilung oder was bei einem Knochenbruch passiert

Aber reden wir lieber vom möglichst langen Knochenleben. Denn solange der Knochen lebt, ist er ein Teufelskerl! Kommt es zu einem

Knochenbruch, schickt er seine Mannen los. Zellen und Proteine werden aktiviert und schon nach wenigen Stunden kommt es zu einer Kallusinduktion. Darunter versteht man die Bildung von lockerem Blut- und Zellgewebe, das sich zunächst in Knorpelgewebe umwandelt. Dieses Knorpelgewebe bildet eine Brücke zwischen den beiden Frakturenden. Dieses Gewebe beginnt dann zu kalzifizieren und nach sechs Wochen ist aus dem zellulären Kallus ein mineralisierter Kallus geworden. Der ist schon ziemlich fest. Trotzdem dauert es in der Regel weitere sechs Wochen, bevor das Ganze seine endgültige Festigkeit erreicht hat. Im Ergebnis ist der Knochen an den Stellen der ehemaligen Fraktur sogar dicker, als er es einst gewesen war. Dann folgt das Bone Remodeling. Da an der Stelle der ehemaligen Fraktur jetzt viel zu viel Knochen ist, wird eingespart. Der Knochen wird so lange abgebaut, bis er wieder normal belastet ist. Damit hat er im Allgemeinen auch seine alte Form wiedererlangt.

Natürlich kann man dem Knochen bei diesem Heilungsprozess auch helfen. Je enger die Frakturenden aneinanderliegen, desto besser und sicherer funktioniert die Heilung. Aus diesem Grund werden vor allem beim Erwachsenen Knochenbrüche in der Regel operativ behandelt. Der Chirurg versucht, die Knochenstellen einander anzunähern und mithilfe von Metallplatten, Schrauben und Stäben zu fixieren. Dabei geht es natürlich auch darum, einen gebrochenen Knochen wieder gerade auszurichten. Gelingt das nicht perfekt, sind Max und Moritz auch noch da.

Aber was ist, wenn außer der Achse sich auch die Rotation der Knochenenden durch den Bruch verändert und ein sogenannter Rotationsfehler entsteht? Sollte zum Beispiel ein zerbrochener Oberschenkelknochen so zusammenheilen, dass das Knie nach außen verdreht ist, hat das erhebliche funktionelle Störungen zur Folge. Solche Verdrehungen können bei einer Operation normalerweise korrigiert werden, bei einer konservativen Behandlung aber, einer Behandlung ohne Operation, gelingt das oft nicht so gut. Auch deshalb werden heutzutage die meisten Knochenbrüche operiert. Denn Max und Moritz reagieren nur auf zu viel oder zu wenig Druck oder Zug im Knochen, bei zu viel Druck schaufelt Moritz Knochen zur Verstärkung hin, kommt es zu einer Zugbelastung im Knochen, dann hackt Max diesen „unnützen" Knochen weg. Einen Rotationsfehler aber können die beiden nicht entdecken und daher auch nicht korrigieren. Gerade bei Kindern, wo die Knochenheilung und das Bone Remodeling so gut gelingen und man nach Möglichkeit immer auf die Operation verzichtet, kann man zwar größere Achsfehlstellungen durchaus tolerieren, aber die Rotation muss stets passen.

Der Mechanostat des Knochens

Aber was hält der Knochen nicht alles aus! Mehr als ein Eichenstock. Während die Zugfestigkeit von Holz bei etwa 100 MPa liegt, schafft der Knochen circa 150 bis 180 MPa. Das braucht er aber auch. Durch Berechnungen weiß man, dass allein beim normalen Gehen etwa das 2,5-Fache des Körpergewichtes auf dem Hüftgelenk lastet. Und das ist nicht alles. Beim Stolpern wirken enorme Kräfte auf den Knochen, gut und gerne muss er auch einmal das Achtfache des Körpergewichtes aushalten können. Bei einem gewichtigen Menschen reden wir da schon von einer knappen Tonne. Ist der Knochen geschädigt durch Nichtgebrauch, Alter oder durch Knochenerkrankungen oder Osteoporose in seiner Festigkeit kompromittiert, kann es eng werden und der Knochen bricht. Typischerweise passiert das genau dort, wo große Hebelkräfte die Last auf den Knochen verstärken. Dies ist vor allem beim Hüftgelenk der Fall, daher kann es in solchen Fällen zu der gefürchteten Schenkelhalsfraktur kommen. Doch dazu später.

Der Knorpel – kein Weichei!

Ach, der Knorpel! Eigentlich ein armer Kerl. Alle trampeln auf ihm rum. Rücksichtslos dreschen wir auf unseren Knorpel ein. Joggen zum Beispiel. Bei dreißig Grad Kniebeugung beim Aufsetzen des Fußes auf den Boden schlägt es auf den Knorpel an immer der gleichen Stelle an Sprunggelenk, Knie und Hüfte ein. Aber tapfer erträgt er die Tortur und kann voller Stolz sagen, dass kein Gelenk im Körper ohne ihn auskommt.

Und er lässt sich nichts anmerken. Eigentlich müssten die Schläge schmerzen. Doch der Knorpel macht sich nichts draus. Auch wenn es ihm zu viel wird, er klagt nicht. Das liegt ganz einfach daran, dass der Knorpel über keine Schmerznerven verfügt. Für den Knorpelbesitzer mag das auf den ersten Blick sehr angenehm sein, wir können ewig weiterlaufen, über Stock und Stein, solange wir können. Nichts tut weh. Der Knorpel leidet still.

Der Knorpel ist gefühllos, aber Reibung reduzieren kann er perfekt

Schaut man sich die Gelenkflächen einmal genau an, so stellt man fest, dass das Ganze zuallererst eine ziemlich glitschige Sache ist. Um die Reibung zwischen zwei Flächen zu definieren, gibt es in der Technik den sogenannten Reibungskoeffizienten. Dabei werden zwei Flächen übereinandergeschoben und zusammengepresst. Das Verhältnis der Kraft, die man braucht, um die Flächen übereinanderzuverschieben, zu der Kraft, mit der man die beiden Flächen aufeinanderpresst, ist der Reibungskoeffizient. Je stärker man die übereinandergleitenden Flächen zusammenpresst, umso fester muss man ziehen. Das Verhältnis der beiden Kräfte zueinander aber bleibt das gleiche. Jedoch ist es ein Unterschied, ob die Flächen in voller Fahrt bereits übereinandergleiten, oder ob man schon leicht an ihnen zieht, diese sich aber noch nicht bewegen. In voller Fahrt muss man weniger stark ziehen, als man ziehen muss, damit es losgeht. Der Gleitreibungskoeffizient ist daher immer niedriger als der Haftreibungskoeffizient. Je kleiner diese Koeffizienten sind, desto geringer ist die Reibung.

In der Technik ist man seit Jahrhunderten bemüht, die Reibung zu reduzieren, wo immer es geht. Denken wir allein an einen Verbrennungsmotor. Zwischen Kolben und Zylinder geht's zackig rauf und runter. Je geringer die Reibung, desto geringer der Verschleiß und die Reduktion der Motorleistung. Extrem wichtig also, die Reibung auf ein Minimum zu reduzieren. Durch Modifikation der Materialien, der Schmiermittel und der Schmiertechnik hat man hier Großes vollbracht.

Und jetzt kommt's: Der Knorpel kann es viel besser! Nehmen wir die Haftreibung. In der Technik gilt als „Goldstandard" Bronze auf Stahl. Gut geschmiert beträgt der Haftreibungskoeffizient hier 0,18. Das ist allerdings noch weit entfernt von dem Haftreibungskoeffizienten von Stahl auf Eis. Dieser beträgt nur noch 0,027. In der Technik ist das zwar nicht relevant, aber auch unerreicht. Und der Knorpel? Der schafft je nach Studie zwischen 0,02 und 0,005. Ein Meister seines Fachs! Mit solchen Reibwerten sollte nichts schiefgehen.

Tut es aber. Wenn es nämlich losgeht mit der Bewegung zwischen den Gleitflächen, wir also die Gleitreibung betrachten, sieht es auf einmal ganz anders aus. In der Technik wird es besser. Der Physik folgend beträgt der Gleitreibungskoeffizient von Bronze auf Stahl gut geschmiert nur noch 0,07. Das liegt am Flüssigkeitsfilm des Schmiermittels, der sich zwischen den Flächen bildet. Eine solche Flüssigkeitsreibung, wo ein Flüssigkeitsfilm die gleitenden Flächen voneinander trennt, ist durch nichts zu ersetzen. Ein echter Fortschritt der Technik! Aber wehe, wenn der Flüssigkeitsfilm zu dünn wird oder gar reißt. Dann reibt in der Technik Metall auf

Metall und es knirscht entsetzlich. Der Kolben frisst sich in den Zylinder, der Kolbenfresser zerstört den Motor.

Und der Knorpel? Autsch! Dem gefällt das Rumgetrampel gar nicht. Er wird dabei nämlich immer wieder zusammengepresst und verliert einen Teil seiner Flüssigkeit, was ihm gar nicht guttut. Treibt man das im Labor ad absurdum und presst den Knorpel einige hundert Mal so lange auf eine Glasplatte, bis der Knorpel bei einer bestimmten Last nicht mehr platter werden kann, beträgt der Gleitreibungskoeffizient nur noch etwa 0,45.[2] Das tut weh! Auch ein Flüssigkeitsfilm, der die Gelenkflächen voneinander trennt, kann sich in einem natürlichen Gelenk nicht richtig ausbilden. Im wahrsten Sinne des Wortes reiben sich die Flächen aneinander. Und aneinander auf.

Die Schmiermittel des Knorpels, Hyaluron & Co.

Auch wenn solche Laborversuche auf die natürliche Gelenkbewegung nicht eins zu eins übertragbar sind, so zeigen sie doch einen klaren Trend. Aber wie schafft es der Knorpel, solange er nicht zu sehr zusammengepresst wird, jedes technische System in den Schatten zu stellen? Die Oberfläche macht's und das Schmiermittel. Das Motoröl des Gelenkes hört auf die Namen Hyaluronsäure, Proteoglykane, Lubricin, Glykosaminglykan und andere. Zum Teil finden sich diese Substanzen im Knorpel selbst, zum Teil sind sie Bestandteile der Gelenkflüssigkeit, der Synovia. Sie werden dort von der Gelenkinnenhaut, der Synovialis, gebildet.

Was ist Hyaluronsäure? Der natürlich im Körper vorkommende Vielfachzucker kann angesichts seiner Größe enorm viel Wasser binden und füllt daher den Raum zwischen den Zellen wunderbar aus. Hyaluronsäure hält unsere Körpergewebe feucht und elastisch. Kein Wunder, dass nicht nur strapazierte

Gelenke, sondern auch unsere Haut davon profitiert und die Kosmetikindustrie seit Jahren auf das Molekül setzt.

Vor allem die Proteoglykane im Knorpel lieben Wasser. Sie ziehen es aus der Gelenkflüssigkeit geradezu magisch an, der Knorpel quillt und wird weich. Solche Knorpelflächen gleiten übereinander wie nix. Wird der Knorpel aber immer wieder zusammengepresst, verliert er seine Gleiteigenschaften. Es zerrt an der Struktur des Knorpels. Deshalb müssen wir uns diese jetzt genauer anschauen.

Faszinierende Knorpelarchitektur und mittendrin Elfriede, die Knorpelzelle

Fangen wir einmal von hinten an und blicken bei der Abb. 2 auf das Bild oben rechts. Was wir dort sehen, ist eine faszinierende Architektur, bestehend aus Kollagenfasern. Im Inneren des Knorpels bilden diese Fasern arkadenförmige Strukturen. Oben, zum Gelenkinneren hin, wo die Gelenkflächen aneinanderreiben, bilden die Kollagenfasern die sogenannte Tangentialschicht. Zwischen diesen Kollagenfasern befindet sich die extrazelluläre Matrix, in der sich unter anderem die Proteoglykane, das Lubricin und vor allem die Zellen befinden, die für das alles verantwortlich sind. Die Chondrozyten oder Knorpelzellen. Nennen wir sie Elfriede. Elfriede ist ziemlich fleißig, so wie Moritz und Max, und ebenso wie die beiden kann sie nur Chemie. Die Kollagene so geschickt zusammenzuflechten, damit sich die oben beschriebene Kollagenfaserarchitektur bildet, kann Elfriede nicht. Braucht sie auch nicht. Das schafft das Kollagen nämlich ganz von selbst, zumindest dann, wenn es richtig gemacht wird und das Timing stimmt. Dazu schauen wir uns in der Abb. 2 das Bild ganz links oben an.

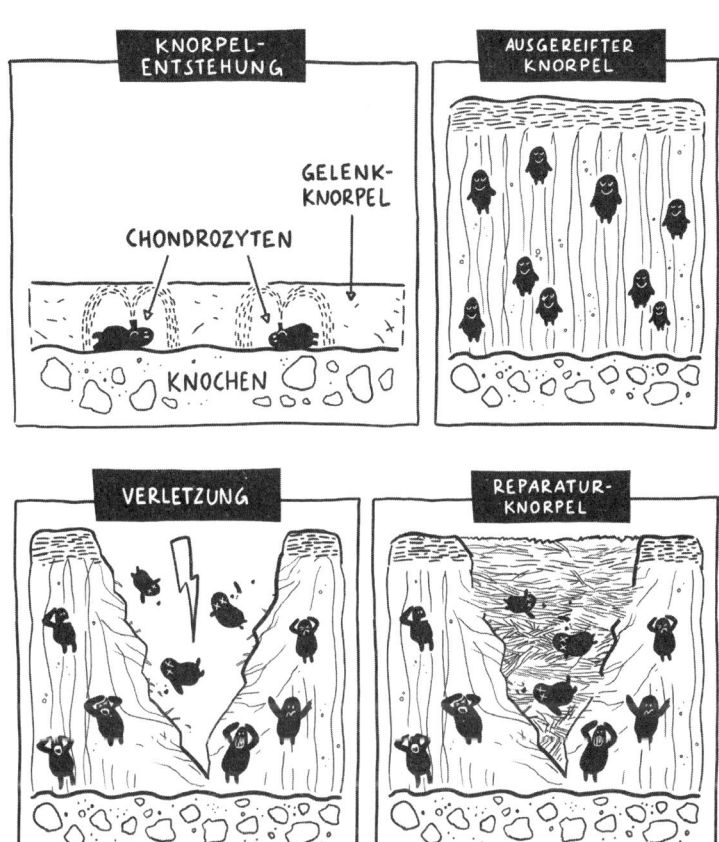

Abb. 2: Elfriede und die Kollagenfasern

Die extrazelluläre Matrix. Stellen wir uns eine Luftmatratze vor. Zwei Tücher oben und unten, an den Seiten luftdicht miteinander verbunden. Pumpt man jetzt Luft rein, wird es ein Schlauch. Damit es eine Luftmatratze bleibt, müssen wir die Ober- und Unterseite mit vielen Bändern oder Zwischenwänden zusammenhalten. Diese Bänder sind unsere Kollagene. Und die Luft? Das ist unsere extrazelluläre Matrix, bestehend aus wasseraufsaugenden Substanzen, den Proteoglykanen, die sich von ganz allein aufblasen, wenn Wasser vorhanden ist. Und Wasser haben wir in unserer Gelenkflüssigkeit reichlich.

Elfriede ist gerade geboren, die Knorpelschicht beginnt sich zu entwickeln. Sie spuckt alles aus, was der Knorpel sich wünscht, verschiedenste Kollagentypen, Proteoglykane und vor allem Kollagen Typ 2, daraus bilden sich später die langen Fasern. Zunächst einmal aber wirft Elfriede einfach nur winzig kleine Fragmente in die sich bildende extrazelluläre Matrix. Allerdings können sich diese kleinen Fragmente an den Enden miteinander verbinden. So bilden sich lange Fasern. Jetzt kommen die Proteoglykane ins Spiel. Da sie das Wasser so lieben, ziehen sie es in die sich bildende extrazelluläre Matrix. Diese quillt auf, erhebt sich auf der Unterlage, dem Knochen, der Knorpel wächst. Die Kollagenfasern folgen und werden nach oben gedrückt. Aus den horizontalen, nach oben geschobenen Fragmenten bildet sich die Tangentialschicht, darunter werden die Kollagenfasern in die Länge gezogen und bilden die Bögen der Arcaden. Elfriede teilt sich wie verrückt, damit sie und ihre Kindeskinder ihrer Aufgabe gerecht werden, genügend Grundsubstanz für die wachsende Knorpelschicht zu liefern, und folgt dieser Aufwärtsbewegung. Es formiert sich die typische Säulenstruktur der Chondrozyten. Der Gelenkknorpel entsteht. Aufgrund dieser Symmetrie und vor allem wegen seiner einzigartigen Faserarchitektur nennt man diesen Gelenkknorpel den hyalinen Knorpel.

Im Gegensatz zum Knochen kann Knorpel nicht heilen

Führt man sich diese – etwas vereinfacht dargestellte – Entstehungsgeschichte des Gelenkknorpels vor Augen, offenbart sich die größte Schwäche des Gelenkknorpels sofort. Er kann nicht heilen! Zwar ist Elfriede überall, aber etwas anderes als die Grundsubstanzen zu produzieren hat sie nicht gelernt. Wenn es zu einer Verletzung kommt und ein Defekt im ausgereiften Gelenkknorpel entsteht, wird es schwierig. Zwar schüttet Elfriede massig Grundsubstanzen in einen solchen Defekt hinein, aber das Timing der Knorpelentstehung stimmt nicht mehr. Die Kollagenfasern finden nicht mehr ihren Platz. Nur wenn der Defekt nicht größer als ein Millimeter ist, verbinden sich die Kollagenfasern wieder einigermaßen regelhaft miteinander. Wenn der Defekt hingegen größer ist, verbinden sich die Kollagenfragmente zwar auch, aber irgendwie, kreuz und quer. Hyalinen Gelenkknorpel kann man so nicht herstellen. Das wirre Geflecht aus wild ineinander verschlungenen Kollagenfasern nennt man Faserknorpel.

Und wenn der Defekt größer als zwei Millimeter ist? Dann schafft Elfriede gar nichts mehr! Der Knochen, der einst vom Knorpel bedeckt und vor mechanischer Belastung geschützt war, liegt blank. An den verletzten Knorpelrändern franst es immer mehr aus, der Defekt wird immer größer, die Arthrose, die Gelenkzerstörung, nimmt ihren Lauf.

Der Faserknorpel, der bei kleinen Defekten noch gebildet werden kann, zwar mit Kollagenfasern kreuz und quer, aber immerhin, ist das Beste, was Elfriede in einer Verletzungssituation noch zustande bringt. Und leider taugt er nicht viel. Dieser Knorpel ist weit von den mechanischen Eigenschaften des hyalinen Knorpels entfernt. Er federt schlechter, vor allem aber fehlt die stabilisierende Tangentialschicht, über die der Knorpel der Gegenseite hinweggleiten kann. Liegt ein solcher Defekt an mechanisch hochbelasteten Gelenkbereichen, reiben sie sich schnell auf, der Knorpel degeneriert vor allem an den Defekträndern und der Gelenkverschleiß nimmt seinen Lauf.

Wenn der Knorpel Risse bekommt

Selbst eine intakte Tangentialschicht reibt sich ab. Denken wir an die oben erwähnten Reibungskoeffizienten. Solange die Belastung auf den Knorpelflächen gering bleibt, am Anfang einer Belastung, rutscht es zwischen den Gelenkflächen mächtig gut. Dellt sich der Knorpel aber durch ständigen hohen Druck auf eine bestimmte Stelle immer weiter ein, nehmen wir zum Beispiel das oben erwähnte Dauerlaufen, erhöht sich die Reibung zwischen den beiden Gelenkpartnern erheblich. Das bedeutet, dass auf der Knorpeloberfläche hohe Tangentialkräfte an den Kollagenfasern zu zerren beginnen, die Fasern reißen ein. Kleine Risse kann Elfriede reparieren, indem sie kleinste Knorpelfragmente ausschüttet, die die zerrissenen Fasern wieder miteinander verkleben. Große nicht. Damit wird klar, was wir dem Knorpel zumuten können, ihm auch zumuten sollten, und was wir vermeiden müssen.

Nichts machen, könnte die Devise lauten. Wenn wir einfach auf dem Sofa liegen, kann es dem Kniegelenk doch nicht schaden! Stimmt. Aber eben nicht ganz. Da der Knorpel über keine eigenen Blutgefäße verfügt, muss Elfriede ihre Nahrung woandersher beziehen. Und die kommt aus der Gelenkflüssigkeit. Dazu muss die Gelenkflüssigkeit aber irgendwie in den Knorpel eindringen können, es muss also einen Austausch geben zwischen der Gelenkflüssigkeit und dem Knorpel. Der kommt zustande, indem der Knorpel bei Belastung zusammengedrückt wird und sich dann wieder ausdehnt. Dieser Pumpeffekt ernährt Elfriede.

Bisschen pumpen für Elfriede, das hilft

Hoppla. Erst heißt es, bloß nicht zusammendrücken, und dann doch? Wegen Elfriede? Genauso ist es. Mittelmaß. Belasten wir den Knorpel mit hohen Kräften und drücken dabei immer auf die gleiche Stelle, kommt es zu einer mechanischen Beschädigung, insbesondere der Tangentialschicht des Gelenkknorpels. Belasten wir den Knorpel aber gleichförmig mit mäßiger Last und einem weiten Bewegungsausmaß, gleiten die Knorpelflächen leicht übereinander, und durch die im Knorpel entstehende Walkbewegung kommt es zu einer guten Ernährung der Chondrozyten. Das mag Elfriede und wird es uns mit einem bis ins hohe Alter gesunden Knorpel danken.

Knochen und Knorpel – echte Kumpels

Obwohl so unterschiedlich, sind Knochen und Knorpel gute Freunde. Der eine mag nicht ohne den anderen. Aber wehe, einer macht einen Fehler, dann ist der Teufel los. Klar, Knochen ohne angrenzendes Gelenk und Gelenkknorpel macht keinen Sinn. Knorpel ohne den darunterliegenden Knochen geht auch nicht. Das Problem liegt genau an der Grenze zwischen Knochen und Knorpel, dort müssen sich beide gut verstehen.

Zunächst müssen sich beide gut miteinander verbinden. Dazu gibt es zwischen Knochen und Knorpel eine sogenannte Tide Line.

Wie die Wellen am Strand in einer gezackten Linie auf dem Sand auslaufen, ist auch die Tide Line gezackt. Wäre nämlich der Knochen an der Verbindung zum Knorpel mit einer glatten Oberfläche gesegnet, könnte sich der Knorpel auf dieser Oberfläche nicht festkrallen. Auf einer rauen, sandpapierähnlichen Oberfläche geht es hingegen ganz gut. Aber auch nicht perfekt. Bei den Sportverletzungen kennt man die sogenannte Patellaluxation. Hierbei springt die Kniescheibe aus dem Gleitlager der Oberschenkelrolle heraus nach außen. Die knorpeligen Gelenkflächen der Oberschenkelrolle und der Kniescheibe werden mit hohem Druck über die Höcker der Oberschenkelrolle gerissen. Trotz der guten Verzahnung des Knorpels auf dem Knochen kann es dabei zu einem Abscheren von Knorpelfragmenten kommen. Diese „flake fractures" sind eigentlich nur kleine Verletzungen, aber nach dem, was wir oben gelernt haben, haben diese Verletzungen katastrophale Auswirkungen auf das Kniegelenk. Da diese Knorpeldefekte nicht von allein heilen können, ist es wichtig, die Verletzungen früh zu diagnostizieren und durch Refixation der abgerissenen Knorpelstücke zu behandeln. Ohne eine solche operative Intervention geht es nicht.

Aber die Wechselwirkung zwischen Knochen und Knorpel ist komplexer. Der Knorpel ist weich und kann sich dem Belastungsdruck durch Verformung ein wenig entziehen und die Last auf den Knochen so auf eine größere Fläche verteilen. Je weicher der unter dem Knorpel liegende Knochen ist, umso besser funktioniert das, weil auch der Knochen ein wenig nachgeben kann. In einem gesunden und gesund belasteten Gelenk hat sich hier ein Gleichgewicht eingestellt. Bei einer richtigen mittelmäßigen Belastung und einer gegebenen Knorpeldicke wird der Knochen nur so stark belastet, dass er sich nicht weiter verfestigt und dem Knorpel eine weiche Unterlage bieten kann. Wehe aber, wenn sich an diesem mechanischen Gleichgewicht etwas ändert.

Die Knochen-Knorpel-Partnerschaft zerbricht

Hämmert es immer wieder auf den Knorpel ein, so merkt das auch der Knochen. Moritz wacht auf. Oje, mechanische Belastung. Er muss etwas tun! Und er tut, was er gelernt hat. Leider aber weiß Moritz nicht, an welcher Stelle des Knochens er sich befindet. Was zur Begradigung des Röhrenknochens so gut funktioniert, hier, an der Grenze zum Knorpel, macht Moritz mit den besten Absichten das Falsche. Er schaufelt Knochen unter den Knorpel, die Tide Line „sklerosiert", das heißt, der Knochen wird dichter. Und fester. Das ehemals weiche Bett für den Knorpel wird zum harten Feldlager. Es drückt von unten fest gegen den Knorpel, der von der Gelenkseite ohnehin geprügelt wird. In der Folge degeneriert der Knorpel, er wird dünner und verliert seine weichen Eigenschaften immer mehr. Das kriegt wiederum Moritz ab, der immer schneller Knochen schaufelt, in der Meinung, dass da, wo hohe Belastung ist, auch viel Knochen hinmuss. Ein Teufelskreis der Degeneration beginnt. Elfriede und Moritz zerstören sich gegenseitig, die Freundschaft zerbricht.

Der aufrechte Gang

Der aufrechte Gang unterscheidet uns Menschen von den anderen Primaten, ja, durch ihn wurden wir überhaupt erst zu Menschen. Wie es zur Aufrichtung und der Fortbewegung auf zwei Beinen kam und welche Faktoren diesen größten Schritt in der menschlichen Evolution begünstigten, darüber streiten sich die Gelehrten. Erdgeschichtliche Veränderungen, Klimawandel und Anpassungen im Verhalten sowie etliche Genmutationen haben zur Aufrichtung beigetragen, und das über Jahrmillionen hinweg. Zur Erinnerung: Lucy aus der Gattung des Australopithecus ist seit über drei Millionen Jahren tot. Noch einmal eine gute Million Jahre länger tot ist Ardi (Ardipithecus ramidus), ebenfalls eine Menschenartige mit bereits aufrechtem Gang. Das weiß man relativ genau, weil ihre Knochen, vor allem das Becken und die längeren Oberschenkelknochen, deutliche Hinweise auf eine aufrechte Haltung geben. Außerdem erinnern 3,6 Millionen Jahre alte Trittsiegel, die man 1972 aus tansanischer Vulkanasche gepinselt hat, an genau die Füße, die uns bis heute durch die Gegend tragen. Aus dem Greiforgan der Mittelfußknochen sind also schon vor Urzeiten Füße mit Gewölbe zum Abfedern des Schritts geworden, unsere *feet are made for walking*. Lucy und Ardi konnten beide sowohl mit zwei Beinen auf dem Boden laufen als auch sich mit langen Armen geschickt an Ästen entlanghangeln. Das zeigt uns, dass sich der Mensch nicht irgendwann dramatisch aufgerichtet hat, sondern lang zuvor schon aufrecht hangelnd im Geäst unterwegs war. Dennoch: Im aufrechten Gang, wenn auch noch wacklig und auf X-Beinen, manifestiert sich in unseren Augen bereits die menschliche Gattung.

Die von einem Forscher rekonstruierte Vermutung, dass Lucy vom Baum fiel und starb, bestätigt diese Annahme. Welcher Affe fällt schon vom Baum?

Die bahnbrechenden Entdeckungen der Paläoanthropologie wurden in Afrika, der Wiege der Menschheit, gemacht. Neuerdings gibt es aber auch wesentlich ältere Knochenfunde aus dem Allgäu, die spektakulär sind. „Die Knochen des Bewegungsapparats erzählen uns über die Abstammungsgeschichte des Menschen viel mehr als Schädel und Zähne", sagte Madelaine Böhme in einer schriftlichen Mitteilung vom 30.11.2021,[3] nachdem sie und ihr Team 2020 ein Exemplar des Danuvius guggenmosi, oder besser seine Fossilien, ausgegraben hatten. Er hatte lange Arme wie ein Affe, muss aber mit durchgestreckten Knien gelaufen sein wie ein Mensch. Udo aus dem Miozän, war er der gemeinsame Vorfahr von Ardi und Lucy? Der Urahn aller Primaten, von dem die Wissenschaft seit Charles Darwin träumt?

„In dem Maße, wie die Urerzeuger des Menschen mehr und mehr aufrecht wurden, ihre Hände und Arme mehr und mehr zum Greifen und zu andern Zwecken, und ihre Beine und Füße gleichzeitig zur sichern Stütze und zur Ortsbewegung modifiziert wurden, werden auch endlose andere Veränderungen im Bau nothwendig geworden sein. Das Becken muß breiter, das Rückgrat eigenthümlich gebogen und der Kopf in einer veränderten Stellung befestigt worden sein; und alle diese Veränderungen sind vom Menschen erlangt worden." (Charles Darwin)[4]

Versteinerte Knochen sind das einzige Zeugnis unserer Ahnen aus grauer Vorzeit. (Die frühesten Werkzeuge des Homo habilis traten erst eine Million Jahre später auf.) Das Skelett, oder einzelne Knochen und Skelettfragmente, wie sie von Archäologinnen und Archäologen vorsichtig aus dem umgebenden Material herausgelöst werden, lassen interessante Aufschlüsse zu. Ein Hinterhauptsloch etwa (durch die Durchtrittsstelle laufen die zentralen Nervenfasern in Richtung Rückenmark und Gliedmaße), das unter der Mitte des Schädels sitzt, weist darauf hin, dass dieser Vorfahr seinen Kopf bereits hoch über den Schultern getragen haben muss. Oberschenkelknochen mit großem Kopf und kurzem Oberschenkelhals sowie streckfähige Kniegelenke zeigen das Ausmaß der Schritte. Hüftknochenfunde mit großen Ansatzflächen für den Gesäßmuskel (Musculus gluteus maximus) legen nahe, dass dieses Wesen seinen Hintern hochbekam. Ohne ihn könnten wir nicht auf zwei Beinen laufen. Auch dass der aufrechte Gang schon immer eine Balanceübung war, zeigen die Skelette der Vorzeit mit ihren bereits doppel-S-förmigen Wirbelsäulen und dem Schwerpunkt im Becken. Die Körperausrichtung mit ihren senkrechten Achsen von den Füßen bis zum Oberhaupt, alles um die Körpermitte nahe am Rücken orientiert, ist bis heute gleich geblieben. Kurzum, das Skelett eines aufgerichteten Menschenaffen war eine ganz andere Nummer – und es bot Möglichkeiten, von denen die Kollegen auf ihren Bäumen nicht mal zu träumen wagten. Man konnte Nahrung und sein Baby auf der nackten Haut tragen, mit weniger Energie größere Strecken zurücklegen, weit sehen, aber leider auch gesehen werden, später Werkzeuge und Schutzhütten bauen, durch die Aufteilung der Arbeit sesshaft werden und sich beim Sex in die Augen schauen. Gefühle entwickeln, Sprache, Gedanken und einen Glauben. Viele Autorinnen und Autoren der Menschheitsgeschichte von Platon über Ovid bis Julien Green haben unsere Verbindung nach oben, zum Himmel, wo Gott wohnt, gesehen. Manchen erschien die Aufrichtung wie gemacht für eine

Anbetung, die ja die Möglichkeit der Verbeugung voraussetzt, andere vermuteten im Gegenteil in der Aufrichtung ein trotziges Behaupten der menschlichen Gattung.

Auf alle Fälle befreite die Aufrichtung die Hände und ermöglichte technisches Geschick, so wie der Kopf in den Wolken herrliche und verrückte Ideen. Die Nachteile? Sie sind erheblich, weil die Schwerkraft Organe und Blut nach unten drückt und die Gelenke belastet. Die Füße müssen das alles tragen, aber auch Sitzen und Liegen tun dem Körper nicht gut. Man bekommt Rückenschmerzen und Hämorrhoiden, die Geburt ist eine Tortur. Das Gehen auf zwei schmalen Füßchen ist alles andere als ideal, jeder Ziegenbock klettert leichtfüßiger auf den Berg als wir mit unseren teuren Treckingboots. Außerdem ist die ganze Konstruktion nur auf dreißig bis vierzig Jahre angelegt.

Dennoch, der aufrechte Gang war wahrscheinlich der Ausgangspunkt menschlicher Kultur. Bis heute zwingt er uns in die ständige Balance, nicht nur was das Ausbalancieren von Gelenken, Muskeln und Bändern betrifft, auch seelisch müssen wir manche Unwucht im Leben ausgleichen. Dann gehen wir einen schweren Gang oder einfach ein bisschen spazieren und richten uns innerlich wieder auf. Manchmal reicht es schon, vom Schreibtisch aufzustehen und sich zu strecken, um sich besser zu fühlen.

Die Orthopädie weiß, dass lebendige Knochen nur wachsen, wenn sie Druck bekommen. Positiv gewendet heißt das: Die aufrechte Haltung bringt unsere Knochen genau in die Dauerbelastung, die sie brauchen und nur bekommen, wenn wir aufstehen. Aufstehen, herumlaufen und ab und an auf einem Bein stehen, um das Gleichgewicht zu trainieren. Die moderne Lucy in der Stellung des Baums hält ihren Stand.

Kapitel II
Knochen und Gelenke von Kopf bis Fuß

Knochen und Gelenke hat die Evolution nicht exklusiv für den Menschen erschaffen. Im Gegenteil, der Mensch ist das Ergebnis eines langen Prozesses. Dieser Prozess hat aber nicht den Menschen als Ziel vor Augen gehabt, sondern das Vorhandene immer nur weiter verändert, angepasst, nach einfachen Kriterien optimiert. Manchmal hat das zu brauchbaren Ergebnissen geführt, manchmal auch nicht. Ein wesentliches Prinzip des evolutionären Prozesses ist es, dass die Evolution nur einen Schritt nach dem anderen gehen kann. Zwei Schritte vorausdenken kann sie nicht. Jeder Schritt muss für sich genommen bereits einen Vorteil ergeben, sonst wird dieser Weg wieder verlassen. Nur wenn der erste Schritt passt, kann ein weiterer folgen.

Nehmen wir zum Beispiel unsere Fähigkeit, räumlich zu sehen. Beinahe wäre daraus nichts geworden. Aus einem Auge zwei zu machen, das mag noch angehen. Aber nur wenn allein aus dieser Verdopplung ein sofortiger Vorteil erwächst, wird der Luxus zweier Augen beibehalten. Zum räumlichen Sehen gehören jedoch nicht nur zwei Augen, es muss auch eine spezielle Verschaltung im Gehirn geben, die aus zwei in einem bestimmten Winkel zueinander aufgenommenen Bildern eine Räumlichkeit berechnet. Diese beiden Schritte gleichzeitig zu bewältigen schafft die Evolution nicht. Sie kann einfach nicht vorausdenken. Wie konnte es dann trotzdem klappen? Nun, bereits zwei Augen haben einen sofortigen Vorteil, der unabhängig vom räumlichen Sehvermögen besteht, weil die Lichtpunkte aus zwei Augen aufeinander projiziert ein schärferes Bild ergeben und dadurch das sogenannte Grundrauschen reduziert wird. So etwas wird beibehalten. Erst im zweiten Schritt hat sich dann die vergleichende Analyse der beiden Bilder durch eine entsprechende Verschaltung im Gehirn zum räumlichen Sehen hin weiterentwickelt. Und natürlich wurde auch dieser immense Vorteil von der Evolution verstanden. Und beibehalten.

Die Evolution im Knochen

Die gleichen Regeln befolgte die Evolution bei der Konstruktion unseres Skeletts. Es muss exakt mit dem auskommen, was die Natur in den Grundbausteinkasten hineingelegt und Schritt für Schritt weiterentwickelt und beibehalten hat. So finden sich in den Flossen des Tiktaalik, einer Mischung aus Fisch und Krokodil, der vor 380 Millionen Jahren beschloss, an Land zu gehen, schon Schulterblatt und Ellenbogen. Das waren für die Landtiere wichtige Elemente, die aber zunächst nur für das Robben auf dem Land gedacht und entsprechend gestaltet waren. Dass die gleichen Knochenelemente eines Tages auch fürs Bedienen einer Computertastatur in sitzender Tätigkeit taugen müssen, hat die Evolution damals noch nicht gewusst. Aber daran ist jetzt nichts mehr zu ändern. Wir müssen mit dem auskommen, was die Evolution uns mitgegeben, uns sozusagen in den Knochenbaukasten hineingelegt hat. Schrittweise Adaptation und Modifikation des Vorhandenen heißt die Methode der Evolution, revolutionäre Neuerungen sind sehr selten. Deshalb gibt es Gelenke im Körper, die ganz gut funktionieren, andere hingegen hätte man auf dem Reißbrett wohl anders entworfen.

Knochenkrankheiten in grauer Vorzeit. Paläopathologische Befunde legen nahe, dass die Menschheit und sogar die Vormenschen schon unter denselben Knochen- und Gelenkbeschwerden litten wie wir heute. Hüftluxationen, Klumpfüße, Osteomyelitis, Arthritis, Tumoren und Frakturen und auch Zahnkaries. Besonders günstig für die nachträgliche Diagnose sind jahrtausendealte ägyptische Mumien, an denen sich sogar Tbc feststellen ließ.

DER SCHÄDEL

Das Skelett unseres Kopfes macht uns von allen Knochen unseres Körpers die wenigsten Sorgen. Das liegt daran, dass der Schädel auf der Wirbelsäule ruht und sich nicht rührt. Nur sein Unterkiefer ist beweglich und natürlich der Hals, der ihn wie eine Kugel balanciert. Man unterscheidet den kleinteiligen Gesichtsschädel vom Hirnschädel, der mit Schädeldach und Schädelbasis allein dem Schutz unseres Gehirns und seiner Sinnesorgane dient. Für den Schutz dieser äußerst sensiblen Strukturen ist er bestens ausgebildet, vor allem das Schädeldach ist robust und von fester Haut umspannt. Obwohl seine Knochenplatten typische Knochennamen tragen (Stirnbein, paariges Scheitelbein, paariges Schläfenbein, Hinterhauptbein, Keilbein und Siebbein) und auch echte Knochen sind, kommt der Schädel in der Orthopädie so gut wie nicht vor. Mehr noch, die harte Kalotte, das Schädeldach, ist der Orthopädie ein Rätsel. Sie entsteht einfach so, ganz ohne Belastung, die doch sonst für den Knochen eine Voraussetzung zu Wachstum und Festwerden ist. Die Kalotte ist ein orthopädisches Knochenwunder.

Warum heißen Knochen Beine (englisch bone)? Bein, Plural Gebein(e), ist der ursprüngliche Begriff für Knochen, der erst später aufkam und lautmalerisch Knacken oder Knacks evoziert. Das Gebein ist in der Medizin noch die übliche Bezeichnung für Knochen, man denke ans Brust- oder Schambein. Auch unsere Schädelknochen haben Beinnamen.

Die geniale Konstruktion unseres Schädels öffnet nicht nur Räume für Augen, Nase und Ohren, sondern ist im Innern auch so eingerichtet, dass sich alle Teile des Gehirns wohlbehütet in ihren Schädelgruben niederlassen können. Innere Aussparungen (Löcher und Furchen) ermöglichen darüber hinaus den Ein- und Austritt von Blutgefäßen sowie den stetigen Kontakt der Hirnnerven zur Außenwelt. Ohne das große Hinterhauptsloch in der Schädelbasis, das Foramen magnum, aus dem das Rückenmark austritt, blieben unsere Gliedmaßen und Organe, ja der gesamte Körper ohne Nervenverbindung zum Kopf. Über die komplexen Strukturen von Kopf und Hals klärt ein eigener Anatomieatlas auf, wir beschränken uns hier auf die knöchernen Bereiche, die im Alltag immer wieder vorkommen: das Schädeldach (die Kalotte) und die Schädelbasis, die gemeinsam die Kapsel fürs Gehirn bilden, sozusagen unsere „Brainbox".

Das Schädeldach besteht nicht aus einem einzigen gewölbten Knochen, vielmehr sind mehrere platte „Beine" durch Zickzack-Nähte wie behelfsweise miteinander verbunden. An manchen Verbindungsstellen erscheint der Schädel eher wie ein Puzzle. Dennoch ist er äußerst stabil. Dass der Schädel solche Nähte und Fontanellen, Schädelöffnungen, aufweist, hat mit unserer Entwicklung zu tun und dem Umstand, dass sich unser genuin eher großer Kopf durch den engen Geburtskanal zwängen muss. Dafür schieben sich die Knochenplatten des Babykopfes wie Schollen ineinander. Erst nach Monaten verzahnen sie sich miteinander und verknöchern über Jahre hin.

Auf der Schädelbasis ruhen die unterschiedlichen Teile des Gehirns, zum Beispiel das Riechhirn in der Nähe der Nase, die Sehnerven in der mittleren Grube, tief im Schädel die Bereiche für Gedächtnis und Emotion sowie die Hypophyse, die viele Vitalfunktionen steuert. Ganz unten, in der hinteren Schädelgrube, stecken die uralten Strukturen von Kleinhirn und Hirnstamm. Die Schädelbasis ist fragiler als die Kalotte, weshalb Schädelbasisfrakturen häufiger vorkommen.

Doch leider hat unser genialer Schädel auch seine Nachteile. Bei stumpfen Schlägen oder Verletzungen am Kopf schwillt das Gehirn fast immer an (Hirnödem). Das wäre an sich kein Problem, gäbe es nicht die beinharte Kalotte. Sie lässt dem Gehirn nur wenig Raum zur Ausdehnung. Das ist der Grund, weshalb man seit Urzeiten ein Stück vom Schädelknochen entfernt (Kraniotomie, früher auch Trepanation), wenn es zu einer Schwellung oder Einblutung gekommen ist oder sich sonst eine raumfordernde Situation im Kopf ergibt. Das eingefrorene Stück setzt man später, wenn das Gehirn wieder auf seine ursprüngliche Größe geschrumpft ist, wieder ein. Allerdings wachsen Schädelknochen nicht so gut zusammen wie andere Knochen, dann fehlt doch der Druck, der die Knochen unseres Bewegungsapparats immer aufs Neue modelliert.

Die Unterhaltung von Milliarden Nervenzellen, die den menschlichen Geist ausmacht, findet unter der Kalotte (auch Calva oder Calvaria) statt. Das ahnten bereits die alten Ägypter und Griechen, ohne irgendwelche Neuronen zu kennen. Aber bildet die Kalotte auch unseren Geist ab? Es ist rührend zu lesen, dass Goethe, als er einmal vorübergehend Schillers Schädel im Haus hatte, überzeugt war, seinen Freund und dessen genialen Geist in der

Schädelform wiederzuerkennen. Bestimmt hat er, wie es früher Menschen zu tun pflegten, mit Schillers Totenschädel vertraulich gesprochen. Zum Hintergrund muss man wissen, dass zu Goethes Zeit die Phrenologie angesagt war. Sie schrieb Hirnarealen und auch Kopfformen bestimmte Funktionen und Begabungen zu.

Was bedeutet uns der blanke Schädel heute? Er ist nach wie vor ein starkes Memento mori, das, was übrigbleibt, nachdem die Seele ausgeflogen ist. Dennoch würde sich heute kaum jemand eine Schädelsammlung anlegen, wie es einst der Münchner Maler Gabriel von Max tat. Man findet kleine und größere unechte Exemplare auf Flohmärkten, auch als Schmuck sind Schädelmotive immer wieder en vogue. Oder als Gruselattraktion in den Katakomben von Neapel oder Paris.

Trepanation & Schädelkult. Die Praxis, runde Löcher in Schädel zu bohren, ist aus der Steinzeit bekannt, sie zählt zu den ältesten operativen Eingriffen überhaupt. Man weiß heute nicht genau, warum (vermutlich) Heiler diese Löcher ohne Betäubung in lebendige Schädel schabten oder bohrten, Fakt ist aber, dass erstaunlich viele Menschen diesen rabiaten Eingriff überlebt haben. Das beweisen Schädelfunde, bei denen die trepanierte Wunde verheilt beziehungsweise die Knochen wieder zusammengewachsen sind. Wahrscheinlich stehen drei Beweggründe hinter den Trepanationen: erstens tatsächliche Verletzungen wie stumpfe Schläge auf die Schädelkalotte; zweitens der Versuch, unergründliche Erkrankungen wie Epilepsie oder Kopfschmerzen zu heilen, indem man die dafür (vermeintlich) verantwortlichen Dämonen austrieb; drittens die postmortale Gewinnung von Schädelamuletten, die zur Krankheitsabwehr getragen wurden.

DAS KNIEGELENK

Vom Schädel zum Kniegelenk, das ist mal ein Sprung! Aber er macht Sinn, denn das Kniegelenk ist eines der komplexeren Gelenke im Körper. Aus seiner Konstruktion kann man viel lernen. Daher jetzt.

Das Kniegelenk ist ein Scharniergelenk, beugen, strecken, oder? Mitnichten! Stellen wir uns einmal vor, wir laufen vor uns hin und plötzlich ruft jemand von hinten unseren Namen. Wir wollen den Rufer sehen und drehen uns über die Schulter nach hinten. Der ganze Oberkörper dreht sich ein bisschen mit, unsere Oberschenkel folgen der Bewegung, aber die Unterschenkel laufen geradeaus weiter in Richtung der Bewegung unserer Laufschritte und folgen der Drehung des Körpers nicht. Und die Knie? Sie beugen und strecken, aber Ober- und Unterschenkel haben sich gegeneinander verdreht. Das geht nur, wenn sich die Achse unseres „Scharniergelenks" auch mitdreht! Und das kann sie, weil das Kniegelenk eben kein wirkliches Scharniergelenk ist.

Aber tut diese Verdrehung der Scharnierachse dem Kniegelenk gut? Mitnichten! Das Dilemma ist, dass der Grundbausteinkasten der Evolution für das Knie nur ein Gelenk vorsieht. Das mag bei einer Fischflosse ausreichend sein, für unsere Knie ist diese Idee der Evolution aber weniger ideal.

Um das zu verstehen, schauen wir uns einmal an, wie ein Ingenieur das Problem der Kniegelenkbewegung lösen würde. Die Aufgabe besteht darin, ein Gelenk zu konstruieren, mit dem wir beugen und strecken können. Da wäre ein Scharniergelenk mit einer festgelegten Drehachse ideal. Aber leider wird der Unterschenkel nicht immer gerade aufgesetzt, mal dreht er etwas nach innen, mal nach außen. Bei einer starren Drehachse im Knie wird das schwierig. Die Drehachse muss der Außen- und Innendrehung des Unterschenkels folgen können. Wäre sie starr und unflexibel,

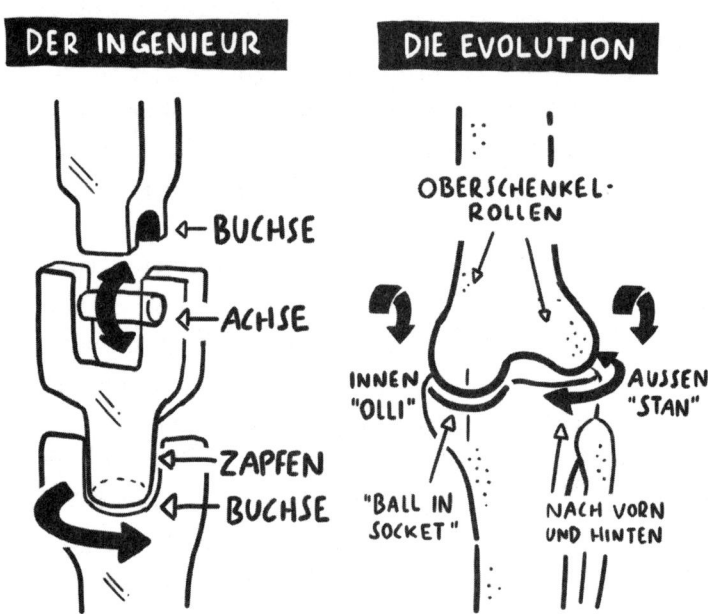

Abb. 3: Unser Knie aus Sicht eines Ingenieurs

könnte sie das nicht, jeder Stolperer würde am Scharniergelenk des Knies zerren, das „Lager" würde „ausschlagen".

Schauen wir uns an, wie ein Ingenieur diese Aufgabe lösen würde. Er müsste nicht lange nachdenken. Die Bewegungen müssen entkoppelt werden, zwei Gelenke müssen her. Auf die Höhe des Kniegelenks käme ein Scharniergelenk, darunter oder darüber ein weiteres Gelenk. Eine Buchse mit Zapfen zum Ausgleich der Rotation zwischen Ober- und Unterschenkel (s. Abb. 3). Mit so einer Konstruktion kann man auch einmal stolpern und den Fuß nach innen oder außen drehen, ohne dass das Scharniergelenk zu knirschen anfängt, weil die Drehung des Unterschenkels jetzt in dem zweiten Gelenk zwischen der Buchse und dem Zapfengelenk stattfindet. Tatsächlich würde ein reines Scharniergelenk im Knie nicht lange durchhalten, da die Kräfte, die beim unwillkürlichen Gegeneinanderverdrehen des Ober- und Unterschenkels nun einmal auftreten, immens wären.

Aber leider hat die Evolution keine Mechanik studiert und kann allein aus einer theoretischen Erkenntnis heraus kein neues Gelenk kreieren. Also muss das Vorhandene in vielen Einzelschritten optimiert werden. Herausgekommen ist das wohl komplizierteste Gelenk unseres Körpers.

> **Der Kniefall.** Vor jemandem auf die Knie zu gehen ist die größtmögliche Geste der Demut. Noch heute gehen Gläubige im Gebet auf die Knie, zukünftige Ehemänner deuten im Kniefall ihre Unterwerfung (nur für den Moment!) an, Willy Brandt hat mit der Geste 1970 in Warschau ein politisches Zeichen gesetzt. In Bayern löste das Niederknien einst sogar eine Staatskrise aus. König Ludwig I. hatte seine protestantischen Soldaten (fränkischer Herkunft) dazu verpflichtet, bei der Fronleichnamsprozession auf die Knie zu gehen. 1845 hob der König das Edikt wieder auf, hätte er darüber doch fast ganz Franken verloren.

Passend gemacht, was eigentlich nicht passt. So hat die Natur das Knie konstruiert

Damit das Kniegelenk als Scharniergelenk funktioniert und auch in Bezug auf X- und O-Bein stabil ist, stützen sich die beiden Oberschenkelrollen innen und außen auf den Gelenkflächen des Unterschenkels, dem Schienbein, ab. Damit haben wir eigentlich schon zwei Gelenke, die beugen und strecken können. Damit sich aber Ober- und Unterschenkel gegeneinander verdrehen können, müssen wir die beiden Oberschenkelrollen und die Gelenkflächen am Schienbeinkopf optimieren. Oberflächlich betrachtet sehen der innere und der äußere Anteil des Kniegelenkes, nennen wir die beiden Ollie (innen) und Stan (außen), recht ähnlich aus. In ihrer Funktionsweise aber sind sie grundverschieden. Die Hauptlast läuft durch den inneren Gelenkanteil, unseren Ollie. Das sieht man ihm auch an. In diesem Bereich ist der Schienbeinkopf eingemuldet, konkav, die Oberschenkelrolle auf der Innenseite des Kniegelenkes schmiegt sich perfekt in diese Mulde. Nur an den Rändern bleibt ein kleiner Spalt am Rand, der zwischen den Gelenkflächen kleine Rutschbewegungen nach vorne, hinten und zu den Seiten hin erlaubt. Hier sorgt ein knorpeliger Halbring, der sich wie eine gebogene Apfelsinenscheibe zwischen die Gelenkflächen presst, für eine gute Kongruenz dieser Flächen. Dieser Knorpelring ist der Meniskus, und die Bewegung, die ein auf solche Weise geformter Gelenkbereich zulässt, nennen die funktionellen Anatomen das „Ball-in-socket-Prinzip". Die Oberschenkelrolle, der „Ball", schmiegt sich in die Mulde („socket") des Schienbeinkopfes (Abb. 4). Wenn so viel Gelenkfläche aufeinanderliegt und zusammengepresst werden kann, lassen sich hohe Lasten übertragen. Dank des Ball-in-socket-Prinzips ist nicht nur eine Scharnierbewegung möglich, auch die Achse des Oberschenkels kann sich jetzt gegen die Achse des Unterschenkels verdrehen. Zumindest aus der Sicht von Ollie, der ja einem Kugelgelenk entspricht.

Allerdings würde so ein Gelenk, wenn es denn allein auf der Welt wäre, auch in X- und O-Bein-Richtung instabil sein und abknicken. Ball-in-socket, die Kugel, dreht schließlich in jede Richtung. Es muss also ein Partner her, der das Knie gegen X und O stabilisiert.

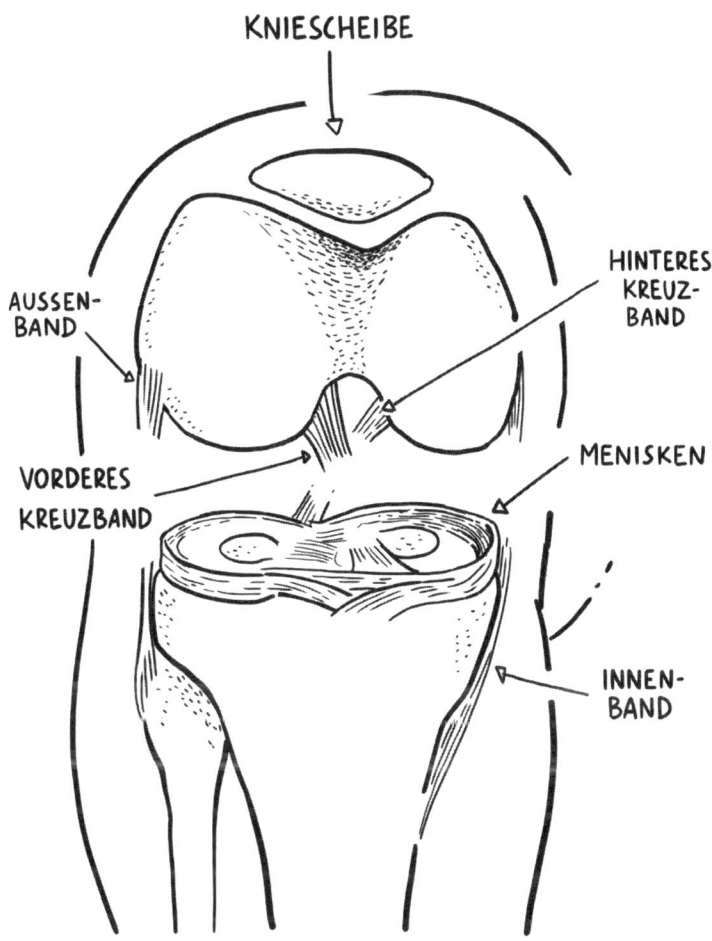

KNIESCHEIBE

HINTERES KREUZBAND

AUSSEN-BAND

VORDERES KREUZBAND

MENISKEN

INNEN-BAND

Abb. 4: Das Knie

Stan und Ollie, zwei ungleiche Partner am Knie, sind gemeinsam stark

Diese Aufgabe übernimmt Stan, der äußere Kniegelenkanteil. Wenn wir mit beiden Beinen auf dem Boden stehen, läuft die gleiche Kraft über die Beine durch beide Kniegelenkanteile innen und außen. Da verteilt sich die Kraft sehr schön und beim Stehen ist es schließlich nur das Körpergewicht, das Stan gut aushält und Ollie sowieso. Stan ist nämlich viel kleiner als sein robuster Partner am inneren Kniegelenkanteil und verträgt keine großen Kräfte. Beim Gehen und Laufen, wo viel Last übertragen werden muss, braucht Stan aber dringend Entlastung. Und die kommt automatisch. Denn wenn wir auf einem Bein stehen wollen, und das tun wir beim Gehen und Laufen ständig, müssen wir den Körperschwerpunkt so verlagern, dass der Fuß unter unseren Körper kommt und wir nicht umfallen. Beim Gehen und Laufen machen wir das ohne darüber nachzudenken, indem wir den Fuß abwechselnd immer genau unter den Körpermittelpunkt auf den Boden aufsetzen. Schon ändert sich die Kraftverteilung im Kniegelenk: Die Hauptlast läuft jetzt durch den inneren Kniegelenkanteil, Ollie packt das gut. Das ist auch bitter nötig, denn der äußere Kniegelenkanteil (Stan) ist nicht nur viel kleiner als sein Konterpart auf der inneren Seite (Ollie). Die Oberfläche des Schienbeinkopfes, der die Gelenkfläche von Stan am Unterschenkel bildet, ist zu allem Überfluss auch noch nach oben konvex, also wie ein Uhrglas gewölbt. Die Oberschenkelrolle rutscht locker nach vorn und nach hinten drüber hinweg, aber entsprechend wenig Gelenkfläche steht in Kontakt und kann die Kräfte übertragen. Kein Wunder, dass Stan so wacklig dasteht! Und gut, dass Ollie über sein Ball-in-socket-Prinzip so viel Fläche im Eingriff hat und so viel Last verträgt. Zwar verfügt auch Stan über einen Meniskus, der die schlechte Kongruenz der Gelenkflächen ein wenig verbessert, aber viel hilft der Außenmeniskus nicht. Warum das so ist, dazu später mehr.

Die abnorme Beweglichkeit Stans auf der Außenseite ist die geniale Lösung des Problems. Soll sich der Unterschenkel ein wenig nach außen drehen, rutscht die äußere Oberschenkelrolle ein bisschen nach vorn, dreht sich der Unterschenkel ein wenig nach innen, rutscht die Oberschenkelrolle etwas nach hinten. So bekommen wir eine variable Drehachse unserer Scharnierbewegung! Ober- und Unterschenkel können sich gegeneinander verdrehen, die Drehachse des „Scharniergelenkes" folgt dieser Verdrehung (s. Abb. 3).

Wer sich an die Filme mit Laurel und Hardy erinnert, weiß, dass das Zusammenwirken der beiden Komiker zwar schicksalhaft passt, aber immer wieder ins Desaster führt, wenn einer der beiden nicht aufpasst. Leider stimmt das auch für unser Kniegelenk. Tatsächlich haben wir ja zwei Gelenke in einem, und diese beiden Gelenke müssen perfekt miteinander harmonieren. Schließlich will man nicht, dass die äußere Oberschenkelrolle zu weit nach vorn oder hinten rutscht. Erstens ist das nicht nötig und zweitens ist die Gelenkfläche des Unterschenkels nicht allzu lang und über diese Fläche hinaus sollte die Oberschenkelrolle besser nicht rutschen. Auf der inneren Kniegelenkseite soll überhaupt nichts nach vorn oder nach hinten rutschen, da haben wir das Ball-in-socket-Prinzip und das verbittet sich jedes Hin und Her. Die Bewegungen des inneren und äußeren Kniegelenkanteils müssen also perfekt gesteuert werden und genau zueinander passen.

Die beiden Kreuzbänder, über Kreuz und dennoch stark

Für die Harmonie dieser Rutschbewegung der Gelenkflächen nach vorn und hinten sind zwei spezielle Bänder zuständig, die den Oberschenkelanteil des Kniegelenkes mit dem Unterschenkelanteil verbinden. Das sind die Kreuzbänder, angebracht zwischen den beiden Oberschenkelrollen, zwei ganz wichtige Gehilfen, die sich ihre Arbeit genau aufteilen. In der Mitte des Kniegelenkes kreuzen sie sich, daher der Name. Das eine zieht von unten hinten kommend nach vorne oben zwischen die beiden Oberschenkelrollen, das andere von unten vorne kommend nach hinten oben auf die andere Seite zwischen den Oberschenkelrollen. Von der Gelenkfläche des Unterschenkels her betrachtet fängt das eine hinten an und heißt deswegen hinteres Kreuzband, das andere fängt vorne an und ist das vordere Kreuzband. Da sie so in verschiedene Richtungen ziehen, ergänzen sie sich perfekt. Aufgrund seiner Zugrichtung verhindert das vordere Kreuzband, dass der Unterschenkel am Schienbeinkopf zu weit nach vorne rutschen kann. Die Orthopädin oder der Orthopäde nennt das „die vordere Schublade". Das hintere Kreuzband sorgt dafür, dass der Schienbeinkopf nach hinten auch nur ein kleines Stück gedrückt werden kann. Diese Bewegung nennt man in Analogie zur vorderen Schublade die „hintere Schublade". Da die Kreuzbänder schräg angeordnet sind, lassen sie das Rutschen nach vorne und hinten nur auf der Außenseite des Gelenkes zu. Innen, wo Ball-in-socket keine Bewegung will, rutscht nichts.

Die Seitenbänder, zwei ungleiche Partner innen und außen am Knie

Noch immer fehlt etwas. Da wir keine Gelenkachse haben, sondern nur zwei aufeinanderstehende und übereinandergleitende Gelenkflächen, müssen wir noch verhindern, dass wir das Gelenk einfach auseinanderziehen beziehungsweise in X oder O aufklappen können. Dafür sind die beiden Seitenbänder zuständig. Auch diese teilen sich die Arbeit auf. Eines sitzt auf der inneren Kniegelenkseite, das Innenband, das andere außen, das Außenband.

Das Innenband verhindert, dass man das Knie nach X aufklappen kann. Das Außenband macht das Gleiche auf der Außenseite, verhindert das O.

So weit, so gut. Aber warum sehen die Bänder so unterschiedlich aus? Das Innenband ist breit, beim Beugen und Strecken spannen sich mal die vorderen Fasern (in Beugung), mal die hinteren Fasern (in Streckung) an. Das muss so sein, da in diesem Bereich unser Ball-in-socket-Prinzip kein Rutschen nach vorne und hinten will. Das aber kann nur funktionieren, wenn sich je nach Beugegrad mal die einen und mal die anderen Fasern des Bandes anspannen und die jeweils anderen lockerlassen. Deswegen muss dieses Band so breitflächig sein.

Und außen? Da wollen wir ein gewisses Gelenkspiel nach vorne und hinten haben, weshalb das Außenband ganz anders aussieht. Es ist ein knapp bleistiftdicker Strang, an gut gewählter Stelle am Oberschenkel befestigt und in der Beugung so locker, dass der Unterschenkel zwar nach vorne und hinten rutschen kann, sich in der Streckung aber anspannt und das Aufklappen der Gelenkflächen verhindert.

Meniskus, der Stoßdämpfer im Knie

Dann gibt es noch die Menisken. Sie liegen zwischen den Gelenkflächen und werden zusammengequetscht, was das Zeug hält. Das auszuhalten ist ihre Aufgabe, sie sollen schließlich die Kontaktfläche zwischen den Gelenkflächen vergrößern und so die Flächenpressung verringern und den Gelenkknorpel entlasten. Dazu sind die Menisken entsprechend konstruiert, kräftige Kollagenfasern verstärken das Knorpelgewebe, das es auch im Meniskus zuhauf gibt. Und da wir inzwischen gelernt haben, dass bedeutende Unterschiede zwischen Stan und Ollie, dem äußeren und dem inneren

Kniegelenk, existieren, verwundert es kaum, dass auch die Menisken unterschiedlicher kaum sein können.

Grundsätzlich wollen sie das Gleiche, dem Gelenkknorpel helfen, die Last des manchmal ignoranten und vielleicht sogar übergewichtigen Kniegelenkbesitzers besser zu verteilen. Aber während es der Meniskus auf der Innenseite recht gelassen angehen kann, hat es der auf der Außenseite bedeutend schwerer. Innen bewegt sich nicht viel, Beugen, Strecken ist alles, Ball-in-socket und die Kreuzbänder sorgen dort für Ruhe. Daher kann es sich der Innenmeniskus auch locker erlauben, sich mit der Gelenkkapsel und dem Innenband zu verbrüdern. Der Innenmeniskus ist tatsächlich fest mit diesen Strukturen verwachsen.

Dagegen der arme Außenmeniskus. Ständig rutscht es bei ihm nach vorne und hinten, ihm kann direkt schwindelig werden. Eine Abstützung an der Gelenkkapsel oder irgendwo sonst? Geht nicht. Der Außenmeniskus liegt frei im Gelenk, nur an seinen Enden vorne und hinten ist er in der Mitte des Kniegelenkes an der Unterschenkelgelenkfläche angeheftet, damit er nicht völlig aus der Bahn gerät. Aber er pfeift drauf! Er kann das Hin- und Hergleiten nämlich so gut, dass er nicht verzweifelt, wenn es bei einem Unfall mal stark an dem Knie zerrt. Er folgt einfach der Bewegung, das hat er gelernt. Der Innenmeniskus dagegen hängt fest an Kapsel und Innenband. Der kann einer solchen unerwarteten Bewegung nicht folgen, ohne ab- oder ganz zu zerreißen. Das ist der Grund, warum Verletzungen des Innenmeniskus etwa zwanzigmal häufiger vorkommen als die des Außenmeniskus.

Das ist alles schon ziemlich kompliziert und erste mögliche Probleme dieser „Konstruktion" haben wir am Beispiel der Menisken gerade kennengelernt. Leider wird es noch komplexer. Damit wir unsere Gelenke bewegen können, brauchen wir Muskeln, klar. Diese aber müssen irgendwo ansetzen und ihre Kraft so auf die Gelenke übertragen, dass die gewünschten Bewegungen auch stattfinden.

Die Kniescheibe (Patella)

Kommen wir zur Bewegung, zum Beugen und zum Strecken, immerhin die Hauptaufgabe des Kniegelenkes. Das Knie anzuwinkeln ist einfach, die Oberschenkelmuskeln müssen hinten am Unterschenkel nur kräftig ziehen, schon läuft's, das Knie beugt. Streckung dagegen ist eher das Problem. Dazu brauchen wir einen Muskel, der auf der Oberseite des Oberschenkels über die beiden Oberschenkelrollen an der Vorderseite des Unterschenkels zieht. Wenn dieser Muskel sich anspannt, kommt das Knie in die Streckung. Ist aber das Kniegelenk stark gebeugt und soll jetzt gestreckt werden, ist dieser Muskel, beziehungsweise die Sehne im Bereich der Oberschenkelrollen, ganz schön abgewinkelt, muss also um die Ecke ziehen. Wenn sich der Oberschenkelmuskel jetzt anspannt, damit sich das Knie durchstreckt, müssten Muskel beziehungsweise Sehne um die Ecke laufen und auf der Oberschenkelrolle nach oben zur Hüfte hin rutschen, während sich das Knie streckt. Da wirken dann richtig große Kräfte, die zwischen Muskel beziehungsweise Sehne auf der einen Seite und den Oberschenkelrollen auf der anderen Seite auftreten. Mit dem Mehrfachen des Körpergewichtes würden sich Muskeln und Sehne aufgrund der Hebelverhältnisse und des Beugewinkels des Knies auf die Oberschenkelrollen pressen. Die Oberschenkelrollen halten das locker aus, sie bestehen schließlich aus festem Knochengewebe. Aber Muskel und Sehne? Die können das nicht. Es würde sie förmlich plattdrücken und zerquetschen. Sie brauchen Hilfe. Ein Widerlager zwischen den Oberschenkelrollen und Muskel und Sehne muss her. Dieses Widerlager ist die Kniescheibe, Patella genannt. Der Oberschenkelmuskel besteht aus vier Anteilen und heißt deswegen „Musculus quadriceps", Quadrizepsmuskel. Dieser wird im oberen Bereich der Patella zur Sehne, der Quadrizepssehne, und läuft breitflächig über die Kniescheibe hinweg, um an deren unteren Pol zur kräftigen Patellarsehne zu werden. Die Patellarsehne setzt ihrerseits an der Vorderseite des Schienbeins etwa fünf Zentimeter unterhalb des Kniegelenkspaltes an. Wenn das Knie jetzt gestreckt wird, presst die Sehne über der Kniescheibe diese kräftig auf die Oberschenkelrollen. Und klar, damit das richtig rutschen kann, brauchen wir unter der Kniescheibe und auf den Oberschenkelrollen Gelenkknorpel.

Wir haben also ein weiteres eigenes, ein drittes Gelenk im Knie, halleluja. Da dieses Gelenk unterhalb der Kniescheibe liegt, nennt man es das „Retropatellargelenk".

Dieses Gelenk hat es gar nicht leicht. Eigentlich scheint es zwischen den beiden Rollen des Oberschenkels schön geführt zu sein, immerhin geben sich die beiden Oberschenkelrollen viel Mühe. Sie bilden im Bereich des Retropatellargelenks eine v-förmige Rinne, in der die Kniescheibe nach oben oder unten rutschen kann.

Aber so einfach ist es leider nicht. Der Quadrizepsmuskel zerrt am oberen Pol der Patella, am unteren Pol hält die Patellarsehne die Kniescheibe fest am Schienbeinkopf. Ansonsten ist die Kniescheibe aber frei beweglich. Man kann das leicht an sich selbst testen. Wenn man das Knie gerade ausstreckt und die Oberschenkelmuskulatur schön entspannt, kann man die Kniescheibe nach rechts und links hin- und herschieben. Diese Beweglichkeit nach innen und nach außen braucht die Kniescheibe dringend, wir haben ja inzwischen gelernt, dass sich die Drehachse des Kniegelenkes verändern kann. Ist zum Beispiel der Unterschenkel bei der Beugung des Kniegelenkes nach innen gedreht, wird die Kniescheibe ebenfalls nach innen gezogen und muss sich mehr auf der inneren Oberschenkelrolle abstützen. Wird dagegen der Unterschenkel nach außen gedreht, verlagert sich die Kniescheibe dorthin und drückt kräftig auf die äußere Oberschenkelrolle beziehungsweise auf die äußere Seite der v-förmigen Rinne, die von der Oberschenkelrolle gebildet wird. Genau genommen wackelt die Kniescheibe also auf dem retropatellaren Gleitlager der Oberschenkelrollen hin und her, mal mehr innen, mal mehr außen.

Tatsächlich ist der Ansatzpunkt der Patellarsehne am Schienbeinkopf eher außen angebracht, sodass die Kniescheibe tendenziell ohnehin mehr auf die äußere Oberschenkelrolle drückt. Das sieht man der Kniescheibe und der äußeren Oberschenkelrolle auch an. In der Regel ist die Gelenkfläche, also die v-förmige Rinne des Retropatellargelenks und die dazu gehörende Gelenkfläche der Kniescheibe, außen breiter und höher nach oben gezogen als innen. Auch das können Sie selbst ertasten, wenn Sie die Kniescheibe bei sich oder einer Person Ihres Vertrauens hin- und herschieben.

Dabei gibt es starke individuelle Unterschiede. Kein Gelenk des menschlichen Körpers weist eine so große Individualität auf wie das Retropatellargelenk. Es scheint so zu sein, dass diejenigen unter uns, bei denen der äußere Anteil des Retropatellargelenks etwas größer als der innere Anteil ist, ein wenig im Vorteil sind. Aber so genau weiß man das nicht. Sicher ist aber, dass ein so locker geführtes Gelenk, bei dem mal die eine, mal die andere Seite belastet wird, es nicht leicht hat. Und da es so große individuelle Unterschiede gibt, verträgt der eine mehr, der andere weniger.

Der Hoffa'sche Fettkörper

Wir haben noch etwas am Kniegelenk. Eine einzigartige Struktur, die es in dieser Form nur dort gibt und deren eigentliche Funktion noch gar nicht wirklich klar ist. Wir reden vom Hoffa'schen Fettkörper. Am unteren Pol der Kniescheibe und neben der Patellarsehne gibt es zwischen den Oberschenkelrollen noch reichlich Platz. Aber anstatt diesen Raum einfach mit Gelenkflüssigkeit aufzufüllen, hat die Natur ein Fettpölsterchen hingezaubert. Den Hoffa'schen Fettkörper. Auch den können Sie bei sich ertasten. Wenn Sie neben der Patellarsehne ein wenig herumdrücken, stellen Sie fest, dass es dort sehr weich ist. Spannen Sie den

Oberschenkelmuskel ein wenig an, wird die Patellarsehne auf einmal hart, daneben aber bleibt es weicher. Der Hoffa'sche Fettkörper kann sich schließlich nicht kontrahieren. Er wird beim Anspannen aber auch ein wenig fester. Das liegt daran, dass beim Anspannen die Oberschenkelmuskulatur die Gelenkkapsel zusammendrückt und damit der Druck auf Gelenkflüssigkeit und Kniegelenk erhöht wird. Der Hoffa'sche Fettkörper wird nach außen gepresst. Das fühlen Sie.

Damit haben wir die Problemzone des Hoffa'schen Fettkörpers auch gleich entdeckt: Alle drücken auf ihm herum. Nicht Sie, nein, die Patellarsehne, die Gelenkkapsel, die Oberschenkelrollen und die Gelenkflüssigkeit. Und immer wenn wir das Knie beugen oder strecken, muss der Hoffa'sche Fettkörper diesen Bewegungen folgen. Dieses „Herumflutschen" kann er zwar leidlich gut, aber leicht hat er es natürlich nicht. Läuft die Kniescheibe mal mehr auf der Innenseite der Oberschenkelrolle, drückt es ihn nach innen, läuft sie eher auf der Außenseite, drückt es ihn nach außen. Da kann es schon mal eng werden und wehtun. Ja, wehtun. Der Hoffa'sche Fettkörper verfügt nämlich über eine Vielzahl von Schmerznerven. Warum das so ist, wissen wir nicht genau. Vielleicht ein Selbstschutz, um die Kniebesitzer vor übermäßiger Belastung des Knies zu warnen?

Der Hügel am Schienbein (Tuberositas tibiae)

Wenn große Kräfte walten, kann es immer eng werden. Das trifft in besonderem Maße auf die Bereiche zu, in denen eine Sehne am Knochen zerrt. Die empfindlichen Klassiker in unserem Körper sind die Achillessehne, der Strecksehnenansatz für die Hand am Ellenbogen (beides s. u.) und der Ansatz der Patellarsehne am Schienbeinkopf. Dieser Ansatz hat sogar einen eigenen Namen: Tuberositas tibiae, der Hügel am Schienbein. Tatsächlich scheint es, als ob die Patellarsehne vom unteren Pol der Kniescheibe kommend über einen kleinen Hügel zieht, um dann innerhalb der nächsten circa sieben Zentimeter mit dem Knochen zu verschmelzen. Warum ist das so?

Eigentlich können sich die Kollagenfasern der Sehnen durchaus mit denen des Knochens verbinden, biochemisch wäre das okay, entstammen doch die chemischen Ausgangsprodukte jeweils aus ähnlichen Zellen. Tatsächlich aber folgen sie unterschiedlichen Gesetzmäßigkeiten. Während beim Knochen der Druck der entscheidende Trigger fürs Wachstum ist, ist es bei der Sehne der Zug, also das genaue Gegenteil. An den Schnittstellen muss beides so zusammenpassen, dass die Sehnen in Knochennähe – und auch dann, wenn sie ein Stück im Knochen verschwunden sind – immer noch so viel Zug abbekommen, dass sie sich weiter als Sehne identifizieren können. Gleichzeitig muss der Knochen dort, wo die Sehne eigentlich an ihm ziehen will, noch so viel Druck abbekommen, dass er sich als Knochen wohlfühlt. Das geht nur mit Tricks. Oder einer intelligenten Physik. Die sieht so aus: Solange die Patellarsehne über der kleinen Erhebung der Tuberositas tibiae zieht und sich anspannt, drückt sie auf diesen kleinen Schienbeinhügel. Damit ist dieser Bereich des Knochens druckgesichert. Aber wie geht es weiter, wenn die Sehne im Knochen verschwindet? Zum Glück haben die Sehnen einen umarmenden Charakter. Feine Fasern ziehen in den Knochen hinein, umschlingen einzelne Knocheninselchen und pressen diese zusammen, sobald an diesen Fasern gezogen wird. Da sich Knochen und Sehnen kollagentechnisch gut verstehen und miteinander verklebt sind, haben beide, was sie wollen: Die kleinen Fasern bekommen ihren Zug, sobald sich die Sehne anspannt, die umschlungenen Knocheninselchen ihren Druck. So sind alle zufrieden!

Das Ganze funktioniert aber nur, wenn die Verbindungsstelle von Knochen und Sehne über eine gewisse Länge angelegt ist, also die Krafteinleitung sachte vonstattengeht. Für die Patellarsehne und die Tuberositas tibiae bedeutet das, dass die Patellarsehne erst circa sieben Zentimeter unterhalb der Tuberositas tibiae endet. Eine solche Last auszuhalten, die über eine relativ lange Strecke eingeleitet werden muss und bei der der Zug nicht immer konstant aus der gleichen Richtung kommt, ist nicht unproblematisch. Das Gezerre aus unterschiedlichen Zugrichtungen trifft die Tuberositas tibiae und auf der anderen Seite den unteren Pol der Kniescheibe am härtesten. Wir haben also zwei weitere Problemzonen.

Oje, das Knie hat viele Problemzonen

Wenn so viele verschiedene Strukturen miteinander wechselwirken, muss alles passen. Tatsächlich bilden die Gelenkflächen innen und außen, die Kreuzbänder, die Menisken, die Seitenbänder, die Kniescheibe, der Hoffa'sche Fettkörper und die Tuberositas tibiae ein präzise aufeinander abgestimmtes System.

Aber wo viel vorhanden ist, kann auch viel schiefgehen. Erleidet ein Teil dieses Systems eine Verletzung oder verschleißt, hat das Auswirkungen auf alle anderen Teile. Die Bänder folgen präzise der Bewegung der Gelenkflächen. Ohne die Stabilisierung durch diese Bänder würden die Gelenkflächen umeinanderschlackern. Daher müssen sich bei jeder Beugestellung die richtigen Anteile dieser Bänder anspannen oder lockern, damit es zwischen den Gelenkflächen nicht knirscht. Auch das muss perfekt zusammenpassen. Die Ansatzpunkte der Bänder müssen an der richtigen Stelle sitzen, deren Form muss die Spannung in allen Bereichen der Beugung und Streckung ermöglichen. Das Innenband ist flächig und dünn, fast zart, bei der Streckung des Kniegelenkes sind die hinteren Fasern gespannt, in der Beugung die vorderen. Dagegen das Außenband. Bleistiftdick und rund. Es kann je nach Kniebeugung nur fest oder locker. Sie können es bei sich selbst ertasten (s. u. Außenbandruptur).

Kaputte Knie. Noch in der ersten Hälfte des 20. Jahrhunderts konnten Knieversehrte so gut wie keinen Schritt mehr tun. Sie starben Jahre später im Bett. „Ah, Monsieur, ich glaube, es gibt keine grausamere Verletzung als die des Knies", sagt Jacques der Fatalist in Diderots gleichnamigem Roman[5] – und hat auch noch 250 Jahre später recht. Knieschmerzen sind scheußlich, noch scheußlicher sind Knieschmerzen, die nicht vergehen, und am allerscheußlichsten ist ein Schuss ins Knie. Der war übrigens bis in unsere Tage ein probates Bestrafungsmittel, etwa beim Kneecapping der IRA. Immerhin hatte diese schreckliche Praxis die größte Dichte an begabten Knieoperateuren in Irland zur Folge.

Warum eine Kunstgelenk-OP ganz schön schwierig und umso kleiner, desto schwieriger ist

Tatsächlich kann viel schiefgehen beim Zusammenspiel all dieser Strukturen, insbesondere bei hoher Last. Tut es auch! Insbesondere, wenn wir versuchen, in diese komplexe Mechanik einzugreifen. Das ist zum Beispiel dann der Fall, wenn bei einer schweren Arthrose das Kniegelenk ersetzt werden muss.

Natürlich liegt der schöne Gedanke nahe, nicht das gesamte Kniegelenk, sondern nur den von der Arthrose betroffenen Teil durch ein künstliches Gelenk zu ersetzen. Da in einem solchen Fall aber die anderen Bereiche des Kniegelenkes weiter ihren eigenen individuellen Bewegungsabläufen folgen, muss der ersetzte Teil des Kniegelenkes, das implantierte Kunstgelenk, sich diesen Bewegungsabläufen genau anpassen, um dem übrigen Kniegelenk nicht zu schaden. Je kleiner aber dieses neue Kunstgelenk ist, umso höher sind die Anforderungen an dessen Funktion.

Damit das Kunstgelenk die Aufgabe des ersetzten Kniegelenkteils möglichst perfekt übernimmt, gibt es eine Reihe verschiedener Designideen. Denn bei einem Kunstgelenk geht es nicht allein um die Funktion, sondern auch um die Haltbarkeit. Während der Knorpel und alle lebenden Strukturen über eine gewisse Regenerationsfähigkeit verfügen, müssen bei einem Kunstgelenk möglichst verschleißarme Materialien und gute Konstruktionsideen diese Aufgabe übernehmen. Und nicht nur die Wahl der Implantate ist wichtig. Gerade bei der Implantation eines Teilgelenks im Knie muss auch die Chirurgin oder der Chirurg genau wissen, wie und wo sie oder er dieses Teilgelenk einsetzen muss, damit es zum übrigen Kniegelenk passt.

Wichtige Verletzungen und Erkrankungen des Kniegelenkes

Es muss nicht gleich ein Kunstgelenk sein. Obwohl die Implantation eines solchen Gelenkes nicht nur in Deutschland stetig zunimmt. Ohne die Wechseloperationen, die erforderlich werden, wenn ein Kunstgelenk versagt, werden in Deutschland jährlich circa 170.000 Kniegelenke ersetzt. Das ist eine gewaltige Zahl. Wie man das verhindern kann und worauf man achten muss, wenn es sich nicht vermeiden lässt, würde ein weiteres Buch locker füllen.

Kommen wir aber zu den vermeintlich leichteren Fällen. Ein Teil davon dürfte Ihnen schon einmal begegnet sein.

Die vordere Kreuzbandruptur

Kein leichter Fall! Das vordere Kreuzband ist eine zentrale und für die Steuerung der Kniegelenkbewegung fast unabdingbare Struktur.

Zu Verletzungen des vorderen Kreuzbandes kann es kommen, wenn das Kniegelenk stark verdreht wird, dabei gebeugt ist und der Unterschenkel nach vorne oder nach außen gerissen wird. Meistens kommt es dabei auch zu einer Verletzung des Innenbandes und des Innenmeniskus. Man spricht dann von einer „unhappy triad". Und unhappy ist die Sache tatsächlich. Die Verletzung des vorderen Kreuzbandes ist an sich schon schlimm genug. Die Rutschbewegung des Schienbeinkopfes nach vorn und nach hinten, die wir als normale und wichtige Verdrehmöglichkeit des Unterschenkels kennengelernt haben, findet ohne vorderes Kreuzband jetzt auch auf der Innenseite des Kniegelenkes statt. Da aber gehört sie nicht hin! Die hohe Kongruenz zwischen der Oberschenkelrolle und dem eingemuldeten Schienbeinkopf auf der inneren Kniegelenkseite, das Ball-in-socket-Prinzip, lässt das nämlich nicht zu. Auch der Meniskus, der ja mit der Gelenkkapsel verwachsen ist, stemmt sich dieser unphysiologischen Rutschbewegung entgegen. Gelenkflächen, Meniskus, alles wird überlastet! Die Folge: ein vermehrter Gelenkverschleiß, insbesondere auf der Innenseite des Kniegelenkes. Das hält auch der stärkste Meniskus auf Dauer nicht aus. Er wird langsam, aber sicher zerrieben. Das heißt im Umkehrschluss: Einen verletzten Meniskus zu nähen, also zu reparieren, macht nur Sinn, wenn das vordere Kreuzband entweder intakt ist oder auch repariert wird.

Man sieht, eine vordere Kreuzbandruptur ist keine banale Sache. Fast immer wird zur operativen Versorgung einer solchen Verletzung geraten. Man führt das heutzutage in der Regel „arthroskopisch assistiert" durch. Meistens wird eine Beugesehne am Knie, manchmal auch ein Teil der Patellarsehne als Ersatz des zerrissenen vorderen Kreuzbandes verwendet. Arthroskopisch assistiert bedeutet, dass die Entnahme dieses Bandersatzes offen, also mithilfe eines kleinen Schnittes erfolgt, das Einziehen des

Bandersatzes aber weitgehend arthroskopisch, also mithilfe weniger kleiner Schnitte sowie einer kleinen Kamera und kleiner Instrumente durchgeführt werden kann.

Die hintere Kreuzbandruptur

Das hintere Kreuzband steht dem vorderen Kreuzband in Sachen Wichtigkeit nicht nach. Das hintere Kreuzband verhindert, dass der Schienbeinkopf zu stark nach hinten rutscht, wirkt also der hinteren Schublade entgegen. Rupturen des hinteren Kreuzbandes entstehen, wenn der Unterschenkel mit Gewalt nach hinten gerissen wird. Motorradunfälle mit einem direkten Anpralltrauma des Unterschenkels gegen ein Hindernis sind ein typisches Beispiel. Im Gegensatz zur vorderen Kreuzbandruptur sind Zerreißungen des hinteren Kreuzbandes aber eher selten, operative Erfahrung und Expertise sind daher nicht so ausgeprägt. Auch liegt das hintere Kreuzband aus operationstechnischer Sicht eher ungünstig im hinteren Bereich des Kniegelenkes.

Aber es gibt auch etwas Positives zu berichten. Die vermehrte Rutschbewegung des Unterschenkels nach hinten, die hintere Schublade, kann beim Gehen und Laufen durch die Streckmuskulatur, den Quadrizeps, gut kompensiert werden. Schließlich zieht die Patellarsehne den Unterschenkel beim kraftvollen Strecken des Knies nicht nur nach oben, sondern auch ein Stück weit nach vorne. Und für die Begrenzung der Rutschbewegung nach vorne ist das vordere Kreuzband zuständig, nicht das hintere.

Tatsächlich stellt die konservative Therapie eine gute Alternative zu einer operativen Versorgung des zerrissenen hinteren Kreuzbandes dar. Mit einer trainierten Oberschenkelstreckmuskulatur hält man die hintere Schublade beim Gehen und Laufen via Quadrizeps und Patellarsehne gut in Schach.

Meniskusverletzungen. Wenn der Knorpelring am Knie Schaden nimmt

Unser Innenmeniskus hat es schwerer als der Außenminiskus, denn er ist mit der inneren Gelenkkapsel verwachsen und kann im Gegensatz zum Außenmeniskus bei einem Unfall nicht ausweichen. Daher ist seine Verletzungsrate wesentlich höher als beim Kollegen außen. Aber unverzichtbar für ein gut funktionierendes Kniegelenk sind beide, innen wie außen. Klar, dass wir sorgsam mit ihnen umgehen und sie bei einer Verletzung umgehend reparieren sollten.

Aber so einfach, wie die Sache scheint, ist sie nicht. Nicht immer ist es ein akutes Trauma, das den Meniskus zerreißt, oft ist es auch die permanente Belastung. Ein gewisser Verschleiß, eine „Degeneration", ist ein natürlicher Prozess des Lebens … nicht nur des Meniskus. Dabei geht der Verfall in der Regel nicht nur mit einer Degeneration des Meniskus, sondern auch mit der des Gelenkknorpels einher. Ab einem gewissen Stadium dieser allgemeinen Gelenkdegeneration treibt der verschlissene Knorpel und weniger der Meniskus das Knie in den Ruin. In dieser Phase bringt die Reparatur eines degenerativ verschlissenen Meniskus keinen wesentlichen Nutzen mehr. Die Zeitspanne, die man gewinnt, bevor man doch zu einem Kunstgelenk greifen muss, wird kaum maßgeblich verlängert. Daher wird ein degenerativ verschlissener Meniskus bei nachweisbarem relevanten Gelenkverschleiß nicht mehr operiert.

Dabei sind die operativen Möglichkeiten bei einem Meniskusschaden sehr gut. Meniskusoperationen sind heute immer arthroskopische Operationen. Man schaut mit der Kamera durch zwei kleine, unter einem Zentimeter lange Schnitte ins Gelenk hinein, beurteilt den Schaden und führt dann die Reparatur mithilfe ebenso kleiner Instrumente durch den zweiten Schnitt hindurch aus. Ist ein Meniskus frisch gerissen und befindet sich dieser Riss an der sogenannten Basis, das ist der Bereich, an dem der Meniskus der Gelenkkapsel anliegt, kann man ihn in vielen Fällen nähen. Das liegt daran, dass der Meniskus in diesem Bereich am besten durchblutet ist und damit heilen kann. Da der Meniskus an der Basis auch am dicksten und damit wichtigsten ist, trifft es sich gut, dass die schwerste Meniskusverletzung auch die besten Heilungschancen bietet.

Um die Naht des Meniskus technisch zu bewältigen, gibt es spezielle Instrumente, sodass man die Naht rein arthroskopisch, also ohne zusätzliche Schnitte durchführen kann. Der Wermutstropfen: Damit der Riss heilen kann, darf der Patient das Bein sechs Wochen lang kaum belasten und muss an Unterarmgehstöcken gehen.

Meniskusrisse, die sich basisfern im Inneren des Gelenkes befinden, sind mechanisch weniger relevant. Tatsächlich können solche Risse nicht genäht werden, da sie aufgrund der mangelnden Durchblutung an diesen Stellen nicht heilen würden. Aber in vielen Fällen ist das nur halb so schlimm. Oft handelt es sich nur um kleinere Fetzen, die am Innenrand des Meniskus abgerissen sind und jetzt ins Gelenk ragen und zwischen den beiden Knorpelflächen wie „Sand im Getriebe" den Knorpel aufreiben. Das tut nicht nur weh, sondern schadet auch dem Knorpel. Daher werden solche abgerissenen Meniskusteile entfernt. Dazu werden kleine Stanzen oder auch Fräsen verwendet. Ziel einer solchen Operation ist es, alle störenden Meniskusteile zu entfernen und den verbleibenden Meniskus so zu formen, dass er wieder ordentlich stoßdämpfen kann.

Um diese wichtige Funktion zu erhalten und dem vorzeitigen Gelenkverschleiß vorzubeugen, werden symptomatische, also schmerzhafte Meniskusrisse in der Regel arthroskopiert. Diese Faustregel gilt auch für ältere Patienten, die schon ein gewisses Maß an Knorpelschäden mit sich herumtragen und bei denen man deswegen mit Meniskusoperationen eher zurückhaltend ist (s. o.). Wie es dem Kniegelenk tatsächlich geht, zeigt eine MRT-Untersuchung, also eine Kernspintomographie vor der OP. Es gilt, den Umfang des Meniskusschadens genau abzuwägen. Nur wenn die „Bildgebung" zu den Beschwerden der betroffenen Person passt, besteht die Notwendigkeit der Operation. Ein großer, mechanisch relevanter Meniskusriss mit dazu passender Beschwerdesymptomatik gehört operiert. Bei Jung und Alt!

Morbus Ahlbäck, der „Infarkt" am Kniegelenk

Hoppla, was ist das? Ein schräger Eigenname. Für eine ziemlich dumme Erkrankung. Dumm? Sicher das falsche Wort. Ja, schon. Aber diese Erkrankung ist deshalb so maximal unerfreulich, weil ein winziger Schaden riesige Auswirkungen hat. Dumme Sache eben. Was steckt dahinter? Wir erinnern uns, der lebendige Knochen ist einem ständigen Umbau unterworfen, der dafür sorgt, dass immer genügend Knochen an den wichtigen, mechanisch belasteten Stellen zur Verfügung steht. Wo hingegen keine große Last übertragen werden muss, da kann er es sich leisten, auch einmal dünner oder weniger dicht zu werden. Das Ganze kostet natürlich Energie. Die muss von irgendwo herkommen. Klar, im Blut werden energiereiche Substanzen transportiert und die gilt es zu nutzen. Der Knochen ist sehr gut durchblutet, damit all diese Nährstoffe und Mineralien ihren Weg in die Knochenzellen finden. Die Blutgefäße, Arterien und Venen, müssen ziemlich dünn sein, damit sie sich durch all die Knochenbälkchen hindurchschlängeln können. Viel Platz ist da nicht. Und genau das ist das Problem.

Was den Morbus Ahlbäck tatsächlich auslöst, wissen wir nicht genau. Sicher ist, dass in einem ganz kleinen, fest umschriebenen Bereich des Kniegelenkes die Durchblutung nicht mehr ausreicht und der Knochen in diesem Bereich abstirbt. So gut wie immer ist das an der inneren Oberschenkelrolle der Fall, dicht unter dem

Gelenkknorpel, wo die zu übertragende Last im Kniegelenk am größten ist. Und am meisten wehtut. Die Grenzlamelle, das ist die feine, nicht einmal einen Millimeter dicke Knochenschicht, die den Knorpel von der Spongiosa trennt, bricht ein, da die feinen Knochenbälkchen der abgestorbenen Spongiosa die Last nicht mehr tragen können. Da der Knorpel dann ebenfalls im Wortsinn zusammenbricht, ist dieser Gelenkanteil verloren. Und er ist nicht rekonstruierbar. Das ist das Dumme, ein kleiner Defekt, in der Regel nicht größer als ein Zentimeter im Durchmesser, zerstört praktisch das gesamte Gelenk.

Auf der betroffenen Seite des Knies ist nichts mehr zu retten. Zusammenschrauben kann man allein deswegen nichts, weil nichts mehr da ist. Meistens werden ältere Patienten ab dem Alter von sechzig Jahren vom Morbus Ahlbäck befallen. Nach meiner Erfahrung sind das oft Menschen, die wenig oder nur durchschnittlich Sport getrieben haben und zum Beispiel eine lange Bergwanderung über viele Stunden unternehmen. Dann kann es dem untrainierten Knie passieren, dass es zu Schwellungen im Knochen kommt, zu einem „Knochenödem". Das ist eine Flüssigkeitsansammlung im Knochen, die auch mal ohne erkennbare Ursache entstehen kann. Wenn aber diese Flüssigkeit die zarten Blutgefäße im Knochen zusammendrückt, dann passiert's. Der Knochen kriegt keine Luft mehr, also auch keine Nährstoffe, die er zum Leben so dringend braucht. Vier bis sechs Wochen später nimmt der Morbus Ahlbäck seinen Lauf ...

Wie sehen die Therapiemöglichkeiten aus? Da meistens ältere Menschen betroffen sind und die Rekonstruktion des Urzustandes nicht mehr möglich ist, ist man mit „rekonstruktiven" Maßnahmen wie Auffüllungen der Spongiosa und Knorpelersatztherapien (s. u.) sehr zurückhaltend. Allenfalls kann man bei kleineren Defekten über eine Mosaikplastik (s. Knorpelersatztherapien) diskutieren. Nach meiner Erfahrung ist der Morbus Ahlbäck eine gute Indikation für einen Teilgelenkersatz des Knies, bei dem nur der betroffene Gelenkanteil, und das ist ja fast immer der innere, ersetzt wird. Aber Achtung: Wie schon erwähnt, ist der Kunstgelenkersatz je kleiner, umso schwieriger zu bewerkstelligen und gehört unbedingt in die Hand eines Spezialisten.

Die Innenbandverletzung

Alle Bänder können reißen, das Innenband ist da keine Ausnahme. Zu einer Innenbandverletzung kommt es, wenn der Unterschenkel nach außen gerissen oder gezogen wird. Ein klassischer Verletzungsmechanismus ist das ungeschickte Schneepflugfahren beim Ski. Geraten die Beine immer weiter und weiter auseinander, wird es dem Innenband irgendwann zu viel. Entweder lässt man sich ganz schnell in den Schnee fallen oder das Innenband zerreißt. In den Schnee geht's dann sowieso …

Interessanterweise reißt das Innenband in aller Regel nicht in der Mitte auf Höhe des Kniegelenkspaltes, sondern wird an seiner Ansatzstelle an der inneren oberen Oberschenkelrolle aus dem Knochen herausgerissen. Hier findet also eine Verletzung statt, die in vielen Fällen Monate später zu einer im Röntgenbild sichtbaren Verknöcherung führt. Diese feine Knochenschuppe nennt man nach ihrem Erstbeschreiber Stieda-Schatten.

Weil das Schneepflugfahren so typisch für diese Verletzung ist, nennt man den Ansatzpunkt an der Oberschenkelrolle auch den „Skipunkt". Um eine Innenbandverletzung zu diagnostizieren, drückt die Orthopädin oder der Orthopäde auf diesen Punkt und ist bei einer entsprechenden Schmerzangabe des Patienten oder der Patientin der Sache schon ziemlich sicher. Dann wird die Stabilität des möglicherweise zerrissenen Bandes geprüft. Dazu wird das Bein auf circa dreißig Grad abgewinkelt und „aufgeklappt". Ein geübter Orthopäde kann leicht unterscheiden, ob sich das Knie weiter aufklappen lässt, als es bei einem intakten Innenband möglich wäre. Bei dieser Untersuchungstechnik gibt es ein interessantes Phänomen: Lässt sich das Knie schmerzfrei weit aufklappen, heißt das, dieses Band ist komplett hin. Werden dagegen Schmerzen angegeben und lässt sich das Band nur ein wenig aufklappen, ist nur ein Teil des Bandes zerrissen. Schmerz ist also hier etwas Positives!

Das hat Konsequenzen für die Therapie. Zunächst einmal wird eine Innenbandverletzung praktisch nie operiert. Erstens bietet das Band mit seiner schönen Breite genug Fläche für eine Heilung. Zweitens ist das Band, eben weil es so dünn, flach und breit ist, ganz schwer vernünftig zu nähen. Das lässt man besser in Ruhe. Und es heilt in Ruhe richtig gut. Wobei Ruhe nur einen Teil der Wahrheit trifft. Ruhig stellen im Sinne von Eingipsen ist in der Orthopädie schon seit Jahrzehnten verpönt. Klar würde auch ein Innenband im Gips heilen, leider aber wäre das Knie danach steif. Sechs Wochen dauert die Heilung eines Bandes. In dieser Zeit wäre die flexible Kniegelenkkapsel geschrumpft, der Knorpel ohne „Durchwalken" unterernährt und schwer geschädigt. Gelenke ruhig zu stellen, ist nicht gut. Man muss dem Innenband auf andere Weise Ruhe verschaffen. Dazu legt man eine Schiene an Ober- und Unterschenkel an, die ein seitliches Aufklappen des Knies verhindert. Beugen und Strecken sind hingegen eingeschränkt möglich und auch erwünscht, damit Schäden durch die komplette Ruhigstellung vermieden werden. Diese Schiene muss aber ununterbrochen getragen werden, vierundzwanzig Stunden am Tag, für sechs lange Wochen! Das ist wichtig. Zu ärgerlich wäre es nämlich, wenn sich die ersten Fasern des Innenbandes gerade wieder zusammengefunden haben und die oder der Betroffene dann vielleicht nachts und ohne Schiene auf der Seite liegend den Unterschenkel wieder nach außen abwinkelt. Alles würde erneut reißen. Das tut noch nicht einmal weh, die wenigen Fasern, die sich gefunden haben, verfügen über keine Schmerznerven, die Heilung aber käme nicht voran. Den

Orthopäden dreht sich der Magen um. Aber das Durchhalten lohnt sich und dann ist die Prognose fürs Innenband sehr gut.

Die Außenbandruptur

Eine Außenbandruptur kommt eigentlich nicht vor! Das liegt nicht daran, dass das Außenband nicht reißen könnte. Aber erstens ist es sehr dick und kräftig und zweitens gibt es kaum Verletzungsmechanismen, die es zum Reißen bringen könnten.

Sie können das Außenband an sich selbst oder einer Person Ihres Vertrauens gut tasten. Voraussetzung: Sie oder die Person Ihres Vertrauens ist absolut entspannt! Wenn Sie das Außenband an sich selbst tasten wollen, dann setzen Sie sich hin und legen das eine Bein mit der Fußfessel auf dem Oberschenkel des anderen Beines ab. Jetzt sind zwei Dinge wichtig: Sie müssen wissen, wo Sie tasten sollen, und Sie müssen ganz locker lassen. Wenn Sie wirklich locker sind, sehen Sie, wie die Oberschenkelrollen über dem Schienbeinkopf ein wenig in Richtung Fußboden absinken. Bei manchen Menschen sieht man sogar angedeutet die Kontur des inneren Kniegelenkspalts. Auf der äußeren Seite tasten Sie jetzt etwas unterhalb dieses Kniegelenkspalts das Wadenbeinköpfchen, das liegt eher etwas hinten. Von dort zieht das Außenband als etwa bleistiftdicke Struktur nach oben zur Oberschenkelrolle, immer noch im hinteren Bereich des Kniegelenkes. Streichen Sie mit dem Finger quer übers Band, dann bekommen Sie eine Vorstellung von seiner Dicke und Festigkeit.

Suchen Sie dagegen das Außenband bei einer Person Ihres Vertrauens, machen Sie das in Rückenlage dieser Person. Das zu untersuchende Bein wird auf knapp neunzig Grad angewinkelt und der Fuß auf das andere Bein abgelegt. Und dann: Entspannung! Wo Sie suchen müssen, wissen Sie ja bereits.

Kommt es entgegen aller Wahrscheinlichkeit zu einer Ruptur des Außenbandes, so ist die Therapie in der Regel immer eine operative Naht. Da das Außenband so dicht unter der Haut zu finden ist, ist die Operation nicht sehr aufwendig. Auch an diese Operation schließt sich eine sechswöchige Schienenbehandlung zur Sicherung der Naht während der Heilungsphase an.

Die Patellaluxation

Die Patellaluxation, bei der die Kniescheibe aus dem Gelenk herausspringt, geht so gut wie immer nach außen. Das liegt an den anatomischen Besonderheiten unseres Knies. Wir haben ja schon gelernt, dass die Kniescheibe eine Tendenz hat, eher auf der äußeren Oberschenkelrolle hinauf- und hinunterzugleiten. Auch die Hauptlast wird auf der äußeren Fläche übertragen. Das hat einen Grund, nämlich die Position der Tuberositas tibiae, des knöchernen Ansatzpunktes der Patellarsehne. Die liegt nicht in der Mitte des Schienbeinkopfes, sondern eher im äußeren Bereich. Das bedeutet, dass durch den Zug des Quadrizeps nach oben und der leicht schräg nach außen verlaufenden Patellarsehne die Kniescheibe einen natürlichen Drang verspürt, eher außen zu laufen. Das retropatellare Gleitlager hat sich diesem Wunsch der Kniescheibe angepasst. Auch das können Sie wieder an sich selbst testen. Setzen Sie sich auf einen Stuhl, strecken Sie das Knie und umfassen Sie die Ränder Ihrer Kniescheibe mit dem Daumen und dem Zeigefinger. Jetzt beugen Sie das Knie, die Kniescheibe halten Sie dabei weiter mit dem Daumen und dem Zeigefinger umfasst. Sie werden merken, wie die Kniescheibe beim Beugen nach außen wandert. Da das retropatellare Gleitlager sehr individuell gestaltet ist, ist dieser Effekt bei jedem unterschiedlich ausgeprägt.

> **Knie sind empfindlich, aber sind sie auch schön?** Wer jemals
> das Knie eines geliebten Menschen umfasst hat, und damit
> ist durchaus auch das eigene Knie gemeint, weiß, wie gut es
> sich anfühlt. Als wäre es für die Höhlung der Hand geschaffen.
> Bei Homer stand das Knie für Manneskraft, später, im frühen
> 20. Jahrhundert, für die Schönheit der Frau („Ich hab dein
> Knie gesehen").

Das Interessante bei einer Patellaluxation ist, dass Betroffene nur
selten genau sagen können, wie es passiert ist. Oft war es beim
Fußball. Ein gar nicht so großer Anprall auf die gestreckte Kniescheibe, eine Beugung des Knies, während der Druck noch auf
der Kniescheibe lastet – schon springt die Kniescheibe über die
Oberschenkelrolle nach außen. Das geht meist so schnell, dass
man es gar nicht mitbekommt. Das Ergebnis aber schon. Da die
Kniescheibe nicht freiwillig ihre v-förmige Führung zwischen
den Oberschenkelrollen verlässt, zerreißt bei dieser Verletzung
zwingend immer eine bandartige Struktur innerhalb der Gelenkkapsel, die die Kniescheibe nach innen hin zentriert. Dieser Teil
der Kapsel ist ein flaches Band, das bis zum Schienbeinkopf zieht,
das Retinakulum. Da muss schon was zusammenkommen, damit
das reißt.

Reflexhaft streckt die Mehrheit der Verletzten ihr Knie, um
dem Schmerz zu entkommen, und tut damit genau das Richtige.
Durch die Streckung des Knies springt die Kniescheibe – plopp –
wieder zurück in ihr Gleitlager! Daher wird diese schwere Verletzung gar nicht so selten übersehen, die Kniescheibe ist ja wieder an ihrem Platz. Zwar ist das Kniegelenk nach einem solchen
Trauma immer stark geschwollen und bei einer Punktion findet
sich viel Blut im Kniegelenk. Manchmal sieht man im Röntgenbild auch eine kleine, harmlos wirkende Knochenschuppe im

oberen Bereich der äußeren Oberschenkelrolle. Diese Knochen-schuppe zeigt uns, dass Teile des Knorpels unter der Belastung quasi abgeschoren wurden und noch Knochenpartikel mit sich herumtragen.

Gehen Sie mit einem geschwollenen Knie immer zum Arzt!

Nach dem, was wir über den Knorpel gelernt haben, wissen wir, wie schwer wir diese Verletzung einschätzen müssen. Es gilt zunächst, die richtige Diagnose zu stellen und das Ausmaß der Knorpel-verletzung zu bestimmen. Dazu ist in der Regel eine MRT-Unter-suchung unabdingbar. Erst danach kann man entscheiden, ob es sinnvoll ist, die abgelösten Knorpelfragmente wieder anzuheften. Dabei gilt das Paradoxon: Je größer das abgebrochene Fragment, je schwerer die Verletzung, umso besser gelingt die Refixation, da man größere Fragmente besser verschrauben kann. In der Regel wird man sich immer für eine Operation entscheiden, auch um das zerrissene Retinakulum wieder zu nähen.

Osgood Schlatter und Sinding Larsen

Was nach zwei lustigen Kumpels klingt, sind die Eigennamen für zwei sehr ähnliche Erkrankungen des Kniegelenkes. Wir haben gelernt, dass, je nach der Verdrehung des Unterschenkels, bei der Beugung und Streckung des Kniegelenkes die Kniescheibe in der v-förmigen Rinne des Gleitlagers mal mehr innen und mal mehr außen verläuft. Das bedeutet natürlich, dass die Patellarsehne an der Tuberositas tibiae mal mehr nach innen und mal mehr nach außen zerrt. Wir haben auch gelernt, wie schwer sich eine Sehne tut, wenn sie sich an einen Knochen klammern soll. Da kann es insbesondere während des Wachstums dazu kommen, dass kleine Knochenbereiche absterben, sich Knocheninseln vom Knochen der Tuberositas tibiae und von dem unteren Patellapol lösen und in der Sehne auf Wanderschaft gehen. Solche freien Knochenstückchen, sogenannte Ossikel, können sehr schmerzhaft sein. Nach ihren Erstbeschreibern heißt diese Erkrankung im Bereich der Tuberositas tibiae Morbus Osgood Schlatter und im Bereich der unteren Patella Morbus Sinding Larsen.

Aber auch ohne Ossikelbildung kann es zu schmerzhafter Überlastung im Bereich der Tuberositas tibiae oder im Bereich der unteren Patella kommen. Meistens reicht in diesen Fällen, wie auch beim Morbus Osgood Schlatter und beim Morbus Sinding Larsen, eine konservative Therapie aus, zum Beispiel eine Elektrotherapie zur Anregung der Durchblutung. Größere und schmerzhafte Ossikel können operativ entfernt werden. Mit einer Kortisontherapie ist man so dicht unter der Haut eher zurückhaltend.

Die Chondropathia patellae – wenn der Knorpel an der Kniescheibe schmerzt

Noch einmal die Kniescheibe und ihre Stabilität im Gleitlager. Gerade während des Wachstums müssen Knorpel, Rinne und Kniescheibe in ein gutes Gleichgewicht finden. Insbesondere am Ende des Wachstums zeigt sich, wie gut diese Balanceübung geklappt hat.

Bei Mädchen kommt eine Besonderheit hinzu. Die Beinachse macht bei ihnen während des Wachstums gewisse Phasen durch. Interessanterweise gibt es eine Phase, in der die Beinachse einen kleinen Schwenker nach außen macht. Es kommt zu einem sogenannten physiologischen X-Bein. Das leicht krumme Bein wächst sich zum Ende des Wachstums wieder aus. Klar, dass so etwas der Kniescheibe gar nicht gefällt. Während der X-Bein-Phase kommt es zu einer vermehrten Belastung ihres Gleitlagers. Dabei wird die Knorpelfläche auf der Außenseite deutlich höher belastet. Es kommt zu einem schmerzhaften Phänomen unterhalb der Kniescheibe, eben der „Chondropathia patellae".

Bei körperlicher Belastung oder auch beim Aufstehen von einem Stuhl, nachdem man die Beine stark angewinkelt hat, schießt der Schmerz ins Gelenk. Das ist der sogenannte Verschiebeschmerz. Will die Orthopädin oder der Orthopäde eine Chondropathia patellae diagnostizieren, gibt es einen einfachen Test. Man drückt die Kniescheibe mit der flachen Hand etwas nach unten ins Gleitlager und bittet die betroffene Person, die Kniescheibe nach oben zu ziehen. Bei einer ausgeprägten Chondropathia patellae ist dieses Nach-oben-Gleiten der Kniescheibe unter dem Druck der Hand schmerzhaft.

Aber was kann man dagegen tun? Zunächst einmal ist es ganz beruhigend, dass eigentlich nichts Schlimmes dahintersteckt und die Beschwerden in der Regel nach einigen Jahren verschwinden. Therapeutisch eröffnen sich zwei einfache Wege. Um das Gleitlager des Knies zu entlasten, sollte man die Beine auch beim Sitzen möglichst ausstrecken. Stellen Sie sich einen Schemel unter Ihren Schreibtisch und legen Sie Ihre Füße darauf.

Aber man muss auch den Muskelzug verändern, um die Kniescheibe mit nach innen zu ziehen. Dazu muss der Anteil des Musculus quadrizeps gestärkt werden, der genau das macht. Das ist der Musculus femoris medialis, den wir mithilfe krankengymnastischer Übungen trainieren können. Damit schaffen wir ein gewolltes „Ungleichgewicht" der Zugrichtung des Musculus quadrizeps. Die Kniescheibe wird automatisch etwas mehr nach innen gezogen und der äußere Anteil des retropatellaren Gleitlagers entlastet. Dies hilft der Kniescheibe ungemein.

Die Bursa präpatellaris, der schlimme Beutel vorm Knie

Und noch einmal macht die Kniescheibe Ärger, dieses Mal aber kann sie wirklich nichts dafür. Direkt auf der Kniescheibe liegt dicht unter der Haut ein Schleimbeutel, die Bursa präpatellaris. Sie sorgt dafür, dass die Haut über der Kniescheibe schön beweglich ist und eine Beugung nicht behindert. Doch wie jeder Schleimbeutel ist auch die Bursa präpatellaris eine kleine Mimose. Sie mag es nämlich gar nicht, wenn zu stark auf ihr herumgedrückt wird. Das hält sie nicht aus, entzündet sich und schwillt an wie ein kleiner Ballon. Oft reichen Eis und Schonung, damit sich der Schleimbeutel wieder beruhigt. Nützt das nichts, kann man ihn punktieren, manchmal muss man ihn auch operativ entfernen.

Knorpelersatz, der heilige Gral

Den verlorenen Knorpel wieder hinzaubern, das wär's. Ein ganzes Buch könnte man allein darüber schreiben. Denn nach allem, was wir gelernt haben, geht das eigentlich nicht. Und wenn es doch geht, ist es eine lange Geschichte und warum die ausgerechnet fürs Knie aufschreiben? Nun vor allem deshalb, weil das Knie den Knorpelersatz von allen Gelenken im menschlichen Körper am nötigsten braucht.

Tatsächlich reichen die ersten Versuche, Knorpeldefekte zu reparieren, ins vergangene Jahrhundert zurück. Die schwedischen Orthopäden Mats Brittberg und Lars Peterson waren die Ersten, die 1987 Patienten mit einer im Labor hergestellten Knorpelmasse

versorgten. Die beiden Orthopäden erfanden die Methode, Knorpelzellen, also Chondrozyten, aus dem Gelenk des Patienten bei einer
ersten Operation zu entnehmen, sie im Labor zu vermehren, um
sie schließlich in einer zweiten Operation wieder ins Gelenk zu
transplantieren. Im Prinzip hat sich diese Methode der „Autologen
Chondrozyten-Transplantation", abgekürzt ACT, seitdem nicht
verändert. Es gab lediglich verbesserte Transplantationsverfahren.

Eine wichtige Weiterentwicklung des Verfahrens bestand darin,
anstelle der Knochenhaut zur Fixation der Knorpelmasse künstliche Membranen zu verwenden. Sowohl die Knochenhaut als
auch diese Membranen mussten bei der Operation mit sehr feinen
Fäden an den Knorpelrändern des Defektes aufgenäht werden.
Ein aufwendiges und langes Operationsverfahren.

Inzwischen gibt es auch Gele, die mit den angezüchteten Chondrozyten angereichert sind und die auf den Knorpeldefekt auf-
gestrichen werden. Das Gel verbindet sich mit dem darunterliegenden Knochen und härtet dann ein wenig aus. Natürlich muss
der Patient, wie bei allen anderen Verfahren der Knorpeltherapie
auch, zunächst einmal das Bein entlasten.

Egal welches Verfahren zur Anwendung kommt, leider entspricht die Knorpelschicht aus dem Labor nicht dem originalen
Gelenkknorpel. Der originale hyaline Knorpel ist durch keines
der beschriebenen Verfahren wiederherstellbar. Die Ergebnisse
können sich trotzdem sehen lassen. Denn die natürliche Alternative bei einer Knorpelverletzung, ein Faserknorpel, der eine Art
Knorpelnarbe darstellt, ist in ihrer Festigkeit und Funktion deutlich schlechter.

Es gibt noch einen gravierenden Nachteil der ACT. Die Chondrozyten müssen im Labor zunächst einmal stark vermehrt werden, um eine ausreichende Zahl in den Defekt einbringen zu
können. Jede Zellteilung aber lässt eine Zelle altern. Für unsere
zelluläre Knorpeltransplantation bedeutet das, dass die Zellen, die

älteren Patienten entnommen und wieder eingesetzt werden, den Knorpelzellen viel älterer Individuen entsprechen. Daher ist die Methode leider nichts für ältere Menschen.

Schon vor der Ära des im Labor gezüchteten Knorpels gab es Möglichkeiten, kleinere Knorpeldefekte zu behandeln. Dabei hat man einfach in den Knochen unter dem Knorpeldefekt kleine Löcher gestanzt, man nennt das „Mikrofakturierung". Aus diesen Löchern im Knochen tritt dann ein wenig Blut und etwas Fettmark aus. In diesem Gemisch befindet sich eine kostbare Zellsorte: Knochenmarkstammzellen. Stammzellen sind Zellen, die sich in alle anderen Zelltypen unseres Körpers verwandeln können. Dabei folgen sie einem einfachen Prinzip, sie machen das, was man von ihnen verlangt. Wenn man es ihnen auf eine für sie verständliche Weise mitteilt. Unter der passenden mechanischen Belastung verwandeln sich Knochenmarkstammzellen nämlich in Knorpelzellen, also Chondrozyten. Eine geniale Metamorphose, bei der der Druckreiz aber nicht zu hoch sein darf, damit die Zellen nicht gleich wieder abgeschoren werden.

Schließlich gibt es noch eine Art Kombination beider Verfahren. Hierbei wird auf die Entnahme und die Laborvermehrung der Chondrozyten verzichtet. Stattdessen werden die Knorpeldefekte mit der Mikrofakturierung behandelt und auf diesem präparierten Defekt wird dann eine Membran aufgebracht. Bislang scheint es aber so zu sein, dass der mit diesem Verfahren erzielte Knorpel nicht ganz so gut ist wie bei der ACT.

Die Knochen-Knorpel-Transplantation (osteochondrale autologe Chondrozytentransplantation, kurz OATS)

Osteochondra... Wie bitte? Hinter dem komplizierten Namen steckt ein simpler Knochen-Knorpel-Trick! Man stanzt an Stellen eines

Gelenkes, an denen es nicht so sehr darauf ankommt, einen oder mehrere Knochenknorpelzylinder aus und steckt sie in gleich-groß ausgestanzte Löcher eines Knorpeldefektbereiches. Man transplantiert also Knochenknorpelzylinder. Dem Defekt kann das guttun, wenn es gelingt, die Knorpelkontur zu rekonstruieren. Oft ist das Ergebnis aber eher ein „Kopfsteinpflaster".

Außerdem gibt es eigentlich keine Stellen im Körper, an denen der Knorpel nicht gebraucht wird und den man ungestraft entfernen kann. Deshalb ist die OATS in den letzten Jahren etwas in den Hintergrund gerückt, sie hat aber am Knie- wie auch am Sprunggelenk in speziellen Situationen durchaus ihre Berechtigung.

Die Kniegelenksarthrose

Sie gehört wie jede Arthrose zu den natürlichen Prozessen des Alterns. Man kann sie nicht zurückdrehen, aber aufhalten schon.

Was passiert bei Arthrose im Kniegelenk? Zunächst einmal kommt es zu einer Abflachung des Gelenkknorpels. Ihn schmirgelt es von oben einfach weg. An seiner Oberfläche befinden sich aber, wie wir bereits gelernt haben, die Tangentialfasern, die den Gelenkknorpel zur Gelenkinnenseite hin stabilisieren. Werden diese Fasern aufgerieben, ist die Festigkeit dieser wichtigen Schicht stark beeinträchtigt. Die Folge ist, dass der Gelenkknorpel dem weiteren Abrieb weniger Widerstand entgegensetzen kann. Das bedeutet, dass der unter der Knorpelschicht liegende Knochen, die sogenannte Grenzlamelle, mehr Druck abbekommt. Und was macht der Knochen? Er reagiert wie gewohnt auf die hohe Belastung und bildet mehr Knochen. Damit beginnt ein Teufelskreis. Die Knochenschicht unterhalb der Knorpelfläche wird härter, der Knorpel noch höher belastet, der Gelenkverschleiß steigt. Dieses auf dem Röntgenbild sichtbare Geschehen wird als Arthrosegrad 1 bezeichnet. Ist der Knorpel zu einem dünnen Hungerhaken verkommen, versucht der Knochen, dicker zu werden, und wächst über den Rand des eigentlichen Gelenkes hinaus. Sogenannte Osteophyten bilden sich. Das nützt aber nichts, und wenn der Gelenkknorpel schließlich komplett abgerieben ist, läuft Knochen auf Knochen. O weh! Auf Dauer hält das der Knochen natürlich nicht aus und wird selbst zerrieben.

Im Falle des Knies kommt ein Sondereffekt dazu. Wir haben oben gelernt, wie wichtig Seiten- und Kreuzbänder für die Steuerung der Kniegelenksbeweglichkeit sind. Aber natürlich ist die Länge der Bänder auf eine intakte Knorpeldicke ausgelegt. Wenn die Knorpeldicke abnimmt, sind die Bänder auf einmal zu lang. Nicht weil sie ausleiern, sondern weil die Distanz zwischen den Oberschenkelrollen und dem Schienbeinkopf abgenommen hat. Die Folge ist eine relative Bandinsuffizienz. Diese ist für den Bewegungsablauf des Kniegelenkes nicht ohne Folgen. Auf einmal wird das Rutschen nach vorne und hinten der Oberschenkelrollen auf dem Schienbeinkopf nicht mehr so stark eingegrenzt. Die Kräfte, die sonst die Bänder abfedern, müssen zunehmend von den Gelenkflächen und den Menisken ausgehalten werden, was die Kniegelenksarthrose weiter befeuert.

Und es gibt noch einen Sondereffekt im Bereich der Kniegelenke. Nicht immer ist die Beinachse gerade. Viele Menschen haben X- oder O-Beine. Es leuchtet ein, dass schiefe Achsen Auswirkungen auf unseren Gelenkverschleiß haben müssen. Beim O-Bein wird mehr Last auf die Innenseite des Kniegelenkes, beim X-Bein auf die Außenseite des Kniegelenkes übertragen. Daher kommt es bei einem O-Bein zu einer Arthrose des inneren Gelenkspaltes, zu einer medialen Gonarthrose, während es beim X-Bein zu einer Arthrose im Bereich des äußeren Gelenkspaltes kommt, zur lateralen Gonarthrose.

Was dem Knie guttut

Die ganze Zeit haben wir darüber gesprochen, wie wir Verletzungen und Erkrankungen des Knies behandeln können. Und dass die Arthrose trotzdem kommt. Was aber können wir heute schon tun, um die Arthrose aufzuhalten? Eine ganze Menge! An erster Stelle steht der banale Rat: Verletzen Sie sich nicht! Schon klar, nicht alle Verletzungen sind vermeidbar. Aber es gibt Sportarten, bei denen Kniegelenksverletzungen häufiger vorkommen. Dabei geht es nicht nur um Rugby und Eishockey, um zwei Beispiele zu nennen. Es geht nicht nur ums Zerreißen der Strukturen oder Brechen der Knochen, auch sich ständig wiederholende kleinere Überlastungen von Knorpel, Bändern und Menisken wirken sich langfristig negativ aus. Deshalb ist selbst das Joggen nicht ganz unproblematisch. Bei einem Dauerlauf widerfährt dem Kniegelenk immer in der gleichen Beugung der Bodenkontakt, immer hämmert es auf den gleichen Knorpelflächen zwischen Oberschenkelrolle und Schienbeinkopf herum.

Keinesfalls wollen die Orthopäden ihren Patientinnen und Patienten den Sport verbieten, aber sie wissen eben auch, wie kompliziert sämtliche Reparaturen am Knie sind. Daher möchten sie das Bewusstsein schärfen für das, was dem Knie guttut, ebenso wie für das, was ihm nicht guttut.

Mehr Verständnis fürs Knie

Wie jedes Gelenk möchte auch das Kniegelenk bewegt werden. Allerdings am liebsten gleichmäßig mit physiologischer Belastung und in dem Bewegungsradius, den es nun einmal draufhat. Der physiologisch gut nutzbare Bewegungsbereich beträgt null bis sechzig Grad, bis neunzig Grad hält das Kniegelenk aber auch gut aus. Trainingseinheiten sollten daher im Bereich von null bis neunzig Grad Beugung durchgeführt werden. Verdrehungen des Kniegelenkes im Sinne einer Außen- und Innendrehung des Unterschenkels während der Beugung und Streckung sind ungünstig, insbesondere wenn dabei hohe Kräfte aufs Kniegelenk wirken. Man spricht dann von einer Rotationsbelastung. Wir erinnern uns: Das Kniegelenk ist eigentlich ein Scharniergelenk, welches Rotationen im Unterschenkel nur in einem gewissen Maße tolerieren kann. Tennisspielen, Fußball und Handball führen oft zu derartigen Belastungssituationen. Insbesondere wiederholte Stoßbelastungen, bei denen immer die gleichen Knorpelflächen zwischen Oberschenkel und Kniegelenk gegeneinandergeschlagen werden, sind ungünstig. Joggen auf hartem Boden mit harten Schuhsohlen ist ein typisches Beispiel.

Fahrradfahren hingegen ist eines der besten Dinge, die ich meinem Kniegelenk antun kann. Dabei sollte der Sattel so eingestellt sein, dass das Kniegelenk möglichst nicht über neunzig Grad gebeugt werden muss, und es sollte eher mal ein Gang heruntergeschaltet werden, damit die Belastungen im Kniegelenk, insbesondere im retropatellaren Gleitlager, nicht zu hoch werden. Bewegung fürs Knie bedeutet immer auch: Rücksicht auf seine spezielle Struktur zu nehmen.

Tatsächlich mag der Knorpel jede Art von Überlastung genauso wenig, wie wenn man ihn gar nicht benutzt. Am besten gefällt es dem Kniegelenk, wenn wir es gleichmäßig in einem Bewegungsradius zwischen voller Streckung und circa sechzig Grad bewegen. In idealer Weise wird diese Belastung beim Fahrradfahren realisiert. Da muss das Knie auch nicht das eigene Körpergewicht abfangen. Wenn wir allerdings den Sattel sehr niedrig stellen, kommen wir mit sechzig Grad Kniebeugung nicht mehr ganz aus und die Kräfte, die auf die Kniescheibe und ihr Gleitlager wirken, klettern in die Höhe. Auch die Menisken mögen die starke Beugung nicht. Manchmal ist es also nur ein Griff zum Sattel, der unserem Knie guttut.

Übertragen wir das Gelernte einmal aufs Krafttraining im Fitnessstudio. Auch hier sollten die Geräte so eingestellt sein, dass eine Beugung des Kniegelenkes über neunzig Grad vermieden wird. Bei Kniebeugen sollte man die Kniegelenke ebenfalls nur auf neunzig Grad abwinkeln. Ein Absenken des Körpers bis zur maximalen Kniebeuge sollte man vermeiden. Insbesondere die Menisken vertragen es nicht gut, wenn bei einem maximal gebeugten Kniegelenk hohe Kräfte aufs Knie einwirken. Mein Tipp lautet daher: schon Sport treiben, na klar, aber dabei ans empfindliche Kniegelenk denken. Es hat gern Muskeln in seiner Nähe, aber Kräfte, die es überfordern, mag es nicht.

Injektionen – bringen sie Erleichterung?

Au Backe! Da gehen die Meinungen ziemlich auseinander. Viele Patientinnen und Patienten und auch viele Kolleginnen und Kollegen schwören darauf. Betrachtet man die wissenschaftliche Literatur zu diesem Thema, wird die Sache schon schwieriger. Belastbare Daten, die beweisen, dass durch regelmäßige Injektionsbehandlungen der

Zeitpunkt eines Kniegelenkersatzes hinausgezögert werden kann, sind schwer zu finden. Daher möchte der Autor keine Empfehlung in die eine oder andere Richtung geben.

Grundsätzlich unterscheidet man zwischen Injektionen mit Kortison zur Entzündungshemmung, Injektionen, die mithilfe knorpelähnlicher Substanzen den Knorpelaufbau fördern sollen, sowie Injektionen, die mithilfe sogenannter Wachstumsfaktoren, die aus dem Blut des Patienten gewonnen werden, die Knorpelregeneration anstoßen sollen. Man nennt dieses Verfahren PRP, Platelet Rich Plasma.

Zu den Injektionen mit Kortison gibt es inzwischen gute Daten. Tatsächlich kann eine Kortisoninjektion akute Beschwerden mindern, den Zeitpunkt der Kniegelenkersatzoperation aber wohl nicht herauszögern.

Da mit jeder Injektion, unabhängig von dem injizierten Wirkstoff, stets die Gefahr einer Kniegelenksinfektion einhergeht, sollte die Injektionstherapie immer genauestens abgewogen und im Einzelfall gut begründet sein.

DIE SCHULTER

Auch bei der Schulter hat sich die Evolution so richtig ausgetobt und den Gegebenheiten angepasst. Was hat sie im Laufe der Evolution nicht alles mitmachen müssen! Erst Brustflosse, dann Vorderbeine beim Vierfüßler, dann obere Gliedmaße beim Affen, schließlich Oberarme beim Menschen. Wenn man da immer nur aus dem gleichen Baukasten schöpft, kann das ja nicht gut gehen. Ist es auch nicht. An der Schulter zeigt sich, dass das Prinzip der Optimierung des Vorhandenen zwar funktioniert, aber leider auch seine Grenzen hat. Das „Impingement" der Schulter, zu dem wir später kommen, ist dieser „Fehlkonstruktion" geschuldet.

Aber von vorne. Während die Beweglichkeit in alle Richtungen bei der Brustflosse keine wesentliche Rolle spielte und es auch beim Vierfüßler eigentlich nur um die Bewegung vor und zurück ging, war es beim Affen schon eine andere Nummer. Hier spielt die Beweglichkeit des Schultergelenkes in alle Richtungen eine wesentliche Rolle. Der entscheidende Unterschied im Gebrauch der oberen Extremität zwischen Affen und Menschen ist, dass der Affe beim Klettern seinen Arm nach oben streckt und das Körpergewicht nach unten hängt, während der Mensch zunehmend vor dem Computer sitzt, die Arme aufstützt und das Schultergelenk nach oben unter das knöcherne Schulterdach presst. Die Anforderungen ans Schultergelenk haben sich im Lauf der Evolution erheblich geändert. Das Konstruktionsprinzip ist dagegen gleich geblieben und hat sich nur im Rahmen der gegebenen Möglichkeiten an die neuen Anforderungen angepasst.

Wie sieht nun unser Schultergelenk aus? Damit wir eine gute Beweglichkeit in alle Richtungen haben, muss es sich um ein Kugelgelenk handeln. Wird aber die Oberarmkugel in ihrem Widerlager, der Schulterblattpfanne, zu stark umfasst, klappt es nicht mit der guten Beweglichkeit. Daher ist die Pfanne des Schultergelenkes extrem klein. Die Pfanne befindet sich ja im Schulterblatt. Da das Schulterblatt mit dem Brustkorb des Körpers nicht fest verbunden ist, sondern nur muskulär auf den Rippen angeheftet, kommt ein Teil der Beweglichkeit des Schultergelenkes nicht aus dem Schultergelenk selbst, sondern aus der Beweglichkeit des Schulterblattes. Mit diesem Trick erweitert unsere Schulter die Bewegung um circa vierzig Grad, die uns zugute kommen, wenn wir den Arm über die Seite nach oben heben.

Wenn die eigentliche Schulterblattpfanne so klein ist, projiziert sich natürlich der Druck der Kugel auf eine sehr kleine Fläche. Der Gelenkknorpel müsste also hoch belastet sein. Da aber die Kräfte, die vom Arm auf das Schultergelenk übertragen werden, ebenfalls klein sind, jedenfalls im Vergleich mit denen des Hüft- oder Kniegelenks, fällt das nicht ins Gewicht. Der Knorpel hält das aus. Aber die Führung der Oberarmkugel in einer solch kleinen Pfanne ist natürlich nicht optimal. Gut, da gibt es noch einen kleinen knorpeligen Ring, das sogenannte Labrum, aber das ist klein und weich und kann den Oberarmkopf beim Auftreten großer Kräfte nicht in der Schulterblattpfanne halten.

Das Geheimnis im Bereich der Schulter lautet: Muskeln! Vier Muskeln sorgen dafür, dass der Oberarmkopf immer in die Pfanne hineingedrückt wird, zentriert nennt man das in der Orthopädie. Drei dieser Muskeln haben es relativ leicht. Keine anatomische Struktur stellt sich ihrer Wirkung entgegen. Nur einem Muskel wird es richtig schwer gemacht, dem Musculus supraspinatus. Dieser Muskel liegt oben auf der Oberarmkugel und hat die Aufgabe, den Arm seitlich anzuheben. Dabei hilft ein weiterer Muskel, der Musculus deltoideus, wegen seiner dreieckigen Form auch Deltamuskel genannt, der aber außerhalb des Gelenks liegt. Der Musculus supraspinatus jedoch zieht unter dem knöchernen Schulterdach des Schulterblattes tief in dieses hinein. Das knöcherne Schulterdach, Acromion genannt, sorgt dafür, dass die Oberarmkugel nicht nach oben gedrückt werden kann. Die kleine Pfanne kriegt das nämlich nicht hin. Und das ist ein Problem. Jedes Mal, wenn wir den Arm über die Horizontale anheben oder ellenbogenaufgestützt vor unserem Computer sitzen, drückt es die Oberarmkugel gegen die Sehne des Musculus supraspinatus und diese Sehne gegen das knöcherne Schulterdach. Das kann für die Sehne auf Dauer nicht gut gehen. Und dann liegt zwischen dem knöchernen Schulterdach, dem Acromion, und dem Musculus supraspinatus noch ein Schleimbeutel. Der liegt natürlich nicht einfach so herum, sondern sorgt dafür, dass es zwischen der Sehne des Musculus supraspinatus und dem

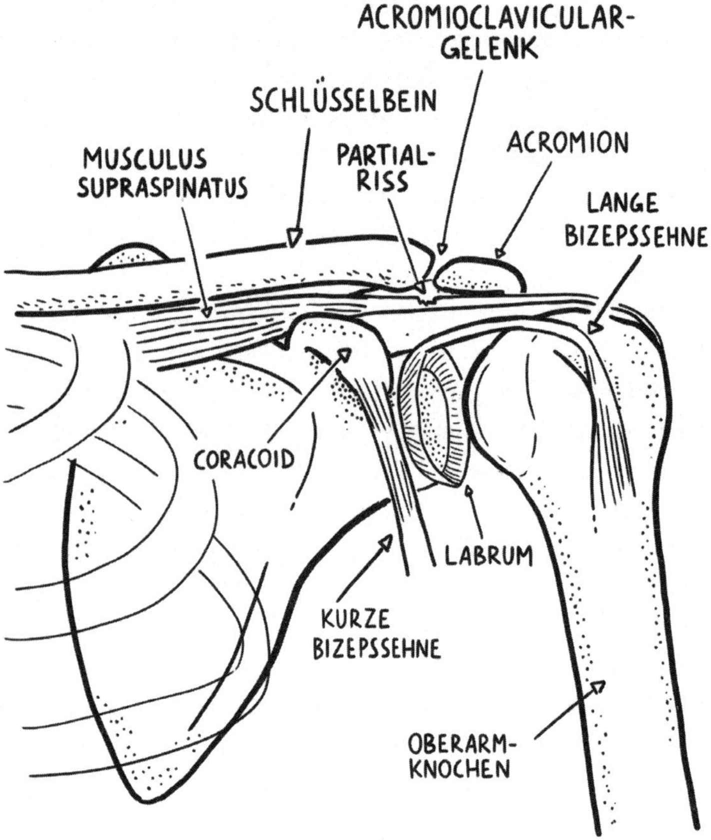

Abb. 5: Die Schulter

Acromion gut flutscht. Aber natürlich gefällt es der Bursa sub-acromialis, so heißt dieser Schleimbeutel, gar nicht, wenn zu stark auf ihm herumgedrückt wird. Dann kommt es zu Entzündungen und Schlimmerem (Abb. 5)! Die zarte Kapsel! Sie muss so zart sein, denn nur wenn sie weich und geschmeidig ist und allen Bewegungen des Schultergelenkes folgt, kann sich das Schulter-gelenk frei bewegen.

Was aber passiert, wenn man auf die Schulter fällt oder es bei einem Motorradunfall oder beim Wasserskilaufen an der Schulter zerrt? Die kleine Pfanne kann den Oberarmkopf ja nur wenig in seiner Position halten, die Kapsel eh nicht. Daher ist die Schulter das Gelenk, das am leichtesten luxiert. Meistens nach vorne und nach unten.

Was ist eine Luxation? Darunter versteht man das „Entkop-peln" der beiden Gelenkpartner. An der Schulter fliegt die Kugel einfach aus der Gelenkpfanne, beim Ellenbogen reißt es Elle und Speiche aus dem Oberarmgelenk. Daher ist mit einer Luxation, auch Verrenkung genannt, immer ein erheb-liches Weichteiltrauma verbunden, Kapsel, Bänder und an-dere stabilisierende Strukturen zerreißen ebenfalls.

Bei einer schweren Schulterluxation kann auch ein kleiner Teil der Schulterpfanne abbrechen und sich der Rand der Schulterpfanne in den Oberarmkopf hineinbohren. Den abgebrochenen Teil der Schulterpfanne nennt man „Bankart-Läsion", die eingedrückte Rinne am Oberarmkopf heißt „Hill-Sachs-Delle".

Es gibt noch ein weiteres Gelenk, das so nah an der Schulter sitzt und so sehr mit der Schulter verbandelt ist, dass man es eigentlich zum Schultergelenk hinzuzählen sollte. Es handelt sich um das Acromioclaviculargelenk.

Das Acromioclaviculargelenk (AC-Gelenk)

Das Acromion als knöchernes Schulterdach haben wir bereits kennengelernt. Wir wissen auch, dass das Schulterblatt nur durch Muskeln mit den Rippen des hinteren Thorax, des Brustkorbes, verbunden ist. Da tut ein bisschen mehr Abstützung schon gut. Hilfe kommt vom Schlüsselbein, der sogenannten Clavicula. Diese Clavicula ist das mechanische Bindeglied des Schulterblattes im Bereich des vorderen Brustkorbes. Dazu stützt sich die Clavicula auf der einen Seite am Acromion ab und bildet dort das Acromioclaviculargelenk, kurz AC-Gelenk. Auf der körperinneren Seite könnte sich die Clavicula herrlich an die gegenüberliegende Clavicula anlehnen. Geht aber nicht, denn dazwischen hat die Natur das Brustbein, lateinisch Sternum, gesetzt, das gemeinsam mit den Schlüsselbeinen das Sternoklavikulargelenk bildet.

Das Schlüsselbein können Sie leicht ertasten. Wenn Sie mit den Fingern Richtung Schulter wandern, werden Sie merken, dass das Schlüsselbein dort viel breiter wird. Dann sind Sie auf dem Acromion gelandet. Zwischen dem Acromion und dem Schlüsselbein sitzt das AC-Gelenk.

Wie alle Gelenke kann auch dieses Gelenk mit seinen Gelenkflächen, dem Knorpel und seiner Gelenkkapsel verschleißen. Und wie andere Gelenke auch, versucht es, die Gelenkflächen zu vergrößern, um den Druck besser zu verteilen. Diese Idee hilft nur leider nicht, im Gegenteil. Vielleicht betasten Sie noch einmal den Übergang zwischen Ihrem Schlüsselbein und dem Acromion. Wenn Sie schon etwas älter sind, kann es gut sein, dass Sie genau in diesem Bereich einen kleinen Wulst aufspüren. Was dieser Wulst bedeutet, wissen Sie jetzt!

Zwei Dinge können nun passieren. Erstens schmerzt ein verschlissenes Gelenk nicht nur im Knie oder in der Hüfte, sondern eben auch im AC-Gelenk. Zweitens hat seine knöcherne

Verbreiterung Folgen für die darunterliegende Struktur, die Sehne des Musculus supraspinatus. Wie wir wissen, zieht dieser tief ins Schulterblatt hinein. Wenn das AC-Gelenk nun breiter wird, drückt es von oben auf die Sehne dieses Muskels. Das ist, wie wir noch sehen werden, ein Problem.

Das Sternoklavikulargelenk

Es gibt noch ein weiteres wichtiges Gelenk im Bereich der Schulter. Die Clavicula leitet die Kräfte des AC-Gelenkes direkt ins Sternoklavikulargelenk ein. Aus dem Newtonschen Gesetz *actio* gleich *reactio* weiß der Physiker, dass die Größe der Kräfte, die im AC-Gelenk auf die Clavicula wirken, gleich hoch ist wie die der, die über die Clavicula in das Sternoklavikulargelenk eingeleitet werden. Das sind schon große Kräfte. Wenn diese Kräfte im AC-Gelenk zu einem Gelenkverschleiß führen können, können sie das im Sternoklavikulargelenk leider auch. Wenn Sie den kleinen Wulst (auch dieser Wulst deutet auf Verschleiß hin) am Sternoklavikulargelenk etwas stärker drücken, kann es sogar wehtun. Aber keine Angst. Der leichte Druckschmerz bedeutet keinesfalls, dass das Sternoklavikulargelenk nicht mehr funktioniert oder einer sofortigen Therapie bedarf. Operationen in diesem Bereich führen selten zum gewünschten Erfolg.

Wichtige Verletzungen und Erkrankungen der Schulter

Auch die Schulter ist ein durchaus komplexes Gelenk, an dem so einiges schiefgehen und zwicken und zwacken kann. Gehen wir einmal einige typische Verletzungen und Erkrankungen der Schulter im Einzelnen durch.

Die Schultergelenkluxation oder der ausgekugelte Oberarmkopf

Zu einer Schulterluxation, also einem Auskugeln der Oberarm-kugel, kommt es relativ leicht, weil die Schultergelenkpfanne zu flach und zu klein ist, um die Oberarmkugel durchweg sicher in der Schulter zu zentrieren. Wird der gebeugte Ellenbogen bei einem um neunzig Grad angehobenen Oberarm stark nach hin-ten gerissen, kann es passieren, dass die Schulter auskugelt. Dabei springt die Schulter aus der Pfanne heraus, das Labrum am Rand der Pfanne wird vom Pfannenrand abgerissen. Dabei kann auch ein Stück der Pfanne abbrechen und der Pfannenrand kann sich schmerzhaft in den Oberarmkopf hineindrücken.

Wenn so etwas passiert, sollte die Schulter möglichst schnell wieder an ihren Platz gebracht werden. Allein schon deswegen, weil eine ausgekugelte Schulter höllisch wehtut. Bei einer Schulter-luxation kommt es immer zur Dehnung eines bestimmten Nervs, des Nervus axillaris. Ist er verletzt, sollte die Reposition, also das Wiedereinrenken der Schulter, sehr zügig erfolgen. Vorher wird man sich durch eine Röntgenuntersuchung vergewissern, ob es sich nicht doch um eine Oberarmfraktur oder sogar um beides handelt.

Auch wenn die Schulter wieder eingerenkt ist und der Nervus axillaris intakt bleibt, umfasst die Verletzung doch die Weichteile der Schulter wie Gelenkkapsel und Labrum. Am liebsten würde man diese Strukturen mithilfe eines speziellen Verbandes für einige Wo-chen ruhig stellen, damit alles gut heilen kann. Aber Ruhe schadet dem Gelenk, schon vierzehn Tage Ruhigstellung lassen die Gelenk-kapsel schrumpfen. Die Beweglichkeit der Schulter würde rapide abnehmen. Also geht man den Mittelweg und übergibt die Schulter in geübte Hände und lässt sie physiotherapeutisch behandeln.

Doch die Gefahr, dass die Schulter erneut luxiert, ist nicht gering, immerhin sind wesentliche schulterstabilisierende Strukturen zerrissen. Kugelt der Oberarmkopf immer wieder aus, liegt eine sogenannte posttraumatisch rezidivierende Schulterluxation vor. Die Schulter luxiert ohne wirklichen Grund. Um das zu verhindern, wird man insbesondere bei jungen Patientinnen und Patienten eine sorgfältige Diagnostik mittels MRT durchführen und bereits nach der ersten Luxation eher eine operative Rekonstruktion der zerrissenen Strukturen vornehmen. Dies ist der sicherste Weg, um eine erneute Luxation zu verhindern.

Das Impingement der Schulter. Wenn es zwischen Schulterdach und Oberarmkopf zu eng wird

Dies ist der Klassiker unter den Schultergelenkerkrankungen. Erinnern Sie sich, wie beengt es die Sehne des Musculus supraspinatus unter dem knöchernen Schulterdach hat? Insbesondere wenn wir den Arm über die Horizontale hinaus erheben, drückt die Sehne gegen das Acromion. Wenn wir jetzt noch bestimmte kraftvolle Bewegungen mit der Schulter ausführen, quetscht es die Sehne noch fester zusammen. Wie beim Aufschlag zum Tennis. Die Schulter ist hoch erhoben, der Tennisspieler hämmert auf den Ball, trifft ihn vielleicht nur mit dem Rahmen, der mechanische Impuls wird über den Tennisschläger, den Unter- und Oberarm ins Schultergelenk geleitet. Dadurch wird der Oberarmkopf stark nach oben gedrückt (Sie erinnern sich: *actio* gleich *reactio*) und die Sehne des Musculus supraspinatus ans Acromion gepresst. Ob das länger gut geht, hängt von den anatomischen Gegebenheiten des knöchernen Schulterdachs ab. Schulterdach ist nämlich nicht gleich Schulterdach. In einigen Fällen ist es stark nach unten gebogen, wie eine Kufe schneidet es in die Sehne. Diese ungünstige Konstellation kann ein Impingement-Syndrom auslösen. Impingement, eingezwickt, beschreibt die Situation ganz gut. Insbesondere der Schleimbeutel beginnt höllisch zu schmerzen. Der Schmerz, wenn der Arm zwischen 70 und 130 Grad abgespreizt wird, ist das Leitsymptom des Impingement-Syndroms. In der Orthopädie spricht man von einem „painful arc", weil es nur in diesem Bereich schmerzt.

Aber auch die beste Schulter, ohne jegliche anatomische Besonderheit, hält es nicht aus, wenn man ständig auf sie eindrischt. Ähnlich wie bei der Arthrose reagiert auch das knöcherne Schulterdach auf den ständigen Druck der Supraspinatussehne. Es baut Knochen an. Unterhalb des knöchernen Schulterdaches bilden sich kleine knöcherne Sporne, die sich in die Supraspinatussehne eingraben. Ein Impingement-Syndrom kann man sich also redlich verdienen!

Was kann man dagegen tun? Im Grunde ist die Schulter eine Domäne der konservativen Therapie. In den allermeisten Fällen gelingt es durch eine Vermeidung der auslösenden Bewegungen und Sportarten und mithilfe eines gezielten physiotherapeutischen Muskeltrainings, den Oberarmkopf in der Schulterpfanne so zu zentrieren, dass der Druck unter dem Acromion geringer wird. Aber manchmal reicht das nicht. Insbesondere wenn erworbene Knochensporne oder ein ungünstig geformtes Acromion als Ursache des Impingements festgestellt werden, ist die arthroskopische Abtragung dieser Knochenvorsprünge eine gute Lösung. Vor einer solchen Operation wird auch abgeklärt, ob nicht auch das AC-Gelenk am Impingement beteiligt ist. Ist das der Fall, kann man bei der arthroskopischen Operation diese verbreiterten Bereiche des AC-Gelenkes ebenfalls abtragen, bei einem schmerzhaften AC-Gelenk sogar eine schmale Scheibe der Clavicula entfernen, damit das Gelenk mehr Luft bekommt.

Die Rotatorenmanschettenruptur. Wenn die Muskel-Sehnen-Kappe der Schulter Risse bekommt

Aber der Schmerz ist nur das eine. Auf Dauer hält die Sehne des Musculus supraspinatus diese Tortur nicht aus. Sie scheuert sich im wahrsten Sinne des Wortes wund und beginnt einzureißen. Am Anfang sind es noch kleine Risse gleich unter dem Acromion. Dann werden sie größer und es kommt zu regelrechten Löchern (s. Abb. 5). In einem solchen Fall fällt die Funktion des Musculus supraspinatus mehr oder weniger aus. Die Folge ist, dass der Patient oder die Patientin den Arm nicht mehr aktiv abspreizen kann. Es ist zur sogenannten Rotatorenmanschettenruptur gekommen.

Der Musculus supraspinatus ist einer der vier Muskeln, die die Rotatorenmanschette der Schulter bilden. Bei einer Rotatorenmanschettenruptur ist der Musculus supraspinatus eigentlich immer betroffen. Aber auch die anderen Muskeln und Sehnen der Rotatorenmanschette, die etwas weiter vorne oder hinten liegen, können angegriffen sein.

Was ist der Unterschied zwischen einer Ruptur und einer Fraktur? Von einer Fraktur sprechen die Orthopädinnen und Orthopäden, wenn ein Knochen zerbricht. Von einer Ruptur dagegen, wenn eine Sehne oder ein Band zerreißt.

Was ist die Rotatorenmanschette? Damit ist der Verbund aus vier Muskeln und Sehnen am Oberarm gemeint, der den Kopf des Oberarmknochens in der Pfanne hält und der den Oberarm zugleich überaus beweglich und, genau, rotierbar macht. Musculus supraspinatus und Musculus infraspinatus, die zur Manschette zählen, haben übrigens nichts mit Spinat zu tun, sondern bezeichnen die Lage ober- und unterhalb unserer Schultergräte, des knöchernen Schulterblatts.

Allerdings ist die Wortherkunft von lat. spina, Dorn, Stachel, Gräte, beim Spinat dieselbe. Die Gräte findet sich auch im Rückgrat und im Begriff des Spinalkanals.

Kleinere Rupturen der Rotatorenmanschette kann man zunächst ignorieren und konservativ behandeln. Bei größeren Rupturen wird das aber nicht mehr erfolgreich sein. Zwar sind gerade große Rupturen oft relativ schmerzfrei, die Funktion des Armes aber, insbesondere das kraftvolle Abspreizen gegen Widerstand, ist deutlich reduziert. Die Frage einer operativen Rekonstruktion der Rotatorenmanschette steht im Raum. Und diese Entscheidung muss innerhalb eines bestimmten Zeitraumes erfolgen. Ein Muskel, der seiner Sinne beraubt ist, ist arbeitslos. Die meisten Muskeln vertragen das nicht gut. Ein paar Wochen verharren sie in Ratlosigkeit, danach wandeln sie sich in Fettgewebe um. Dieser Prozess ist unumkehrbar. Das Gute ist, dass dieser Umbauprozess in einer MRT-Untersuchung gut erkannt und eingeordnet werden kann. Je nach Umbauprozess wird man überlegen, ob eine Rekonstruktion versucht werden soll. Ist das Loch in der Sehne nicht zu groß und die Sehne noch weitgehend intakt, sind die Chancen auf ein gutes operatives Ergebnis groß. Heutzutage sind derartige Operationen arthroskopisch gut machbar. Bei großen Defekten kann es aber gelegentlich erforderlich sein, diese Eingriffe mit einem kleinen Hautschnitt, man nennt das „mini open", durchzuführen.

Die Schleimbeutelentzündung der Schulter (Bursitis subacromialis)

Manchmal trägt auch nur einer die Schuld. Die Bursa subacromialis ist so ein Kandidat. Wir hatten schon bei der Bursa präpatellaris gesehen, wie empfindlich ein Schleimbeutel ist, dass er überreagiert, obwohl alles andere noch ziemlich in Ordnung ist. Daher lohnt es sich bisweilen, die Bursa gezielt zu behandeln. In der Regel wird bei einer Bursitis subacromialis, einer Schleimbeutelentzündung unter dem Schulterdach, ein Lokalanästhetikum und etwas Kortison injiziert. Durch die lokale Betäubung ist der Schmerz in der Regel sofort passé, durch das Kortison wird zudem der Entzündung entgegengewirkt.

Die lange Bizepssehne

Da haben wir es wieder: eine Fehlkonstruktion. Die Evolution hat schlecht gearbeitet oder es einfach nicht besser hinbekommen. Die lange Bizepssehne jedenfalls gehört nicht dahin, wo sie tatsächlich ist. Sie setzt am oberen Rand der Schulterpfanne an und zieht mitten durchs Schultergelenk (s. Abb. 5). Klar, dass die Bizepssehne sich dort mit der Suprapinatussehne kabbelt. Und auch mit der davorliegenden Sehne der Rotatorenmanschette, dem Musculus subscapularis. Zwar versucht sie, sich unauffällig zwischen diesen beiden ins Gelenk zu schmuggeln, aber es ist eben nicht viel Platz vorhanden. Daher kann auch die Bizepssehne wie die Rotatorenmanschette in diesem Bereich aufgerieben werden.

Eine zweite Schwachstelle ist der Ansatz der Bizepssehne am oberen Rand der Schultergelenkpfanne. Hier ist sie mit dem Labrum verschmolzen. Reißt die Bizepssehne auch nur wenig ein, ist das Labrum ebenfalls betroffen.

Es kommt gar nicht so selten vor, dass die lange Bizepssehne einfach aufgibt und reißt. Gott sei Dank ist sie nicht allein. Sie hat eine kleine Schwester, die kurze Bizepssehne. Diese ist viel vernünftiger und denkt nicht daran, sich durch ein Gelenk zu quälen. Sie sitzt an einem bestimmten, dafür vorgesehenen Knochenfortsatz des

Schulterblattes. Dieser Knochenfortsatz ist relativ lang, dünn und gekrümmt und erinnert entfernt an den Schnabel eines Raben, daher wird er auch „Processus coracoideus" genannt. Damit ist dieser Sehnenansatz so weit von allen Problemzonen entfernt, dass er nicht reißt und im Falle einer Ruptur der langen Bizepssehne deren Funktion ziemlich problemlos übernehmen kann. Es bildet sich zwar eine deutlich sichtbare und kosmetisch wenig schöne Muskeldelle, aber der Kraftverlust ist so gering, dass man in der Regel auf eine operative Rekonstruktion der langen Bizepssehne verzichtet.

Damit ist die Therapie einer ausgeprägten Bizepssehnenentzündung mit einer schweren Schädigung der Sehne relativ klar. Da die lange Bizepssehne offensichtlich mit dem Schultergelenk nicht klarkommt, wird sie einfach entfernt! Das hört sich nach einer ziemlich radikalen Lösung an, funktioniert aber gut. Bei einer geschickten OP-Technik kann sogar die kosmetisch störende Muskeldelle weitgehend vermieden werden.

Die Kalkschulter

Was ist das denn? Kalk in der Schulter? Das kommt doch sicher nur bei ganz alten Menschen vor? Stimmt nicht. Es gibt histologische Untersuchungen an Leichen junger Menschen, die zeigen, dass sich in der Rotatorenmanschette sehr oft Kalk nachweisen lässt. „Jung" heißt dabei in der Altersgruppe zwischen zwanzig und dreißig Jahren. Wenn sich Kalk in diesen jungen Jahren in die Schulter verirrt, kann man kaum von einer Erkrankung reden, sondern lieber von einem Prozess, der schlicht und ergreifend damit zusammenhängt, dass unsere Lebenserwartung inzwischen viel höher ist, als die Evolution sich je hätte träumen lassen.

Wie kommt also der Kalk dorthin? Nun, Sehnengewebe und Knochengewebe sind sich von der Zellstruktur durchaus ähnlich. Beide gehören zum sogenannten Stütz- und Bewegungsapparat. Es gibt eine Tendenz des Sehnengewebes und auch des Muskelgewebes, unter gewissen Voraussetzungen zu kalzifizieren, sich also in knochenähnliches Gewebe zu verwandeln. Das geschieht, wie wir inzwischen auswendig hersagen können, unter Druck. Beim Stichwort Druck meldet sich gleich wieder unsere arme Supraspinatussehne. Zum Knochen kann sie nicht werden, aber Kalk bilden, das schafft sie. Dieser Kalk liegt in der Regel mitten in der Sehne und stört nicht groß. Viele Menschen laufen mit einer Kalkschulter herum und wissen nichts von ihr. Spätestens aber wenn der Kalk sich in den Schleimbeutel, die Bursa subacromialis, hineinarbeitet, wird es ärgerlich. Man muss sich den Kalk sehr bröselig und weich vorstellen, ähnlich wie nasse Kreide. Wenn so etwas in die empfindliche Bursa subacromialis gelangt, löst das sofort eine extrem schmerzhafte Entzündungsreaktion aus. Tatsächlich kann die Orthopädin oder der Orthopäde schon allein aus der Anamnese dieses aus dem Nichts kommenden massiven Schmerzes fast die Diagnose stellen.

Ist der gesamte Kalk aus der Supraspinatussehne in die Bursa subacromialis gelangt, ist der fein verteilte Kalk im Röntgenbild nicht mehr sichtbar. Ansonsten lässt sich Kalk in der Supraspinatussehne sowohl im Röntgenbild als auch in der Ultraschalldiagnostik gut nachweisen. Im Prinzip ist dieser schmerzhafte Prozess der Kalkauflösung auch eine Art der Heilung. Der Defekt in der Supraspinatussehne, den der Kalk hinterlassen hat, heilt in der Regel gut aus und auch der Kalk im Schleimbeutel löst sich innerhalb von drei bis fünf Tagen auf. Diese Zeit muss man mit Schmerzmitteln und gegebenenfalls Kortison überbrücken.

Die Kalkschulter ist ebenfalls eine Domäne der konservativen Therapie. Elektrotherapie, Physiotherapie oder auch die

Stoßwellentherapie kommen hier mit Erfolg zum Einsatz. In hart-
näckigen Fällen kann man ein sogenanntes Needling versuchen,
also die Kalkdepots mit einer Nadel perforieren, um die Resorption
(Auflösung) zu beschleunigen. Nur in ganz seltenen Fällen wird
man den Kalk arthroskopisch oder mithilfe eines kleinen Hautschnittes operativ entfernen.

Die Frozen Shoulder

Jetzt wird es noch einmal richtig frostig. Dennoch hat die Frozen Shoulder nichts mit Kälte zu tun, eher mit einer fehlgeleiteten
Abwehrreaktion des Körpers. Die Frozen Shoulder ist eine Erkrankung der Schultergelenkkapsel. Wie es zu ihr kommt, ist
nicht restlos geklärt. Möglicherweise spielt eine genetische Veranlagung eine Rolle. Auf jeden Fall kommt es zu einer Schrump-
fung und Verdickung der Schultergelenkkapsel. Für die Patienten
ist diese langwierige Erkrankung ausgesprochen undankbar, der
Erkrankungsprozess kann sich über ein bis zwei Jahre hinziehen.

In der ersten Phase der Erkrankung dominiert der Schmerz.
Das liegt am Entzündungsprozess in der Schultergelenkkapsel.
In dieser Phase ist die Schulter noch recht gut beweglich und es
kommt nicht selten zu Fehldiagnosen. In der zweiten Phase tritt die
Sache deutlich zutage. Die Beweglichkeit der Schulter nimmt rapide ab, sie friert quasi ein, wie der englische Name schon sagt. Im
Deutschen bezeichnet man die Frozen Shoulder deshalb auch als
Schultersteife. Die Einsteifung hängt mit der geschrumpften und
verdickten Kapsel zusammen. In dieser Phase lässt der Schmerz
zwar nach, die Beweglichkeit der Schulter aber geht in Richtung
null. Auch diese Phase dauert mehrere lange Monate. Erst in der
dritten Phase kommt es dann langsam wieder zu einem „Auftauen"
der Schulter. Was wiederum mehrere Monate in Anspruch nimmt.

Die therapeutischen Möglichkeiten bei der Frozen Shoulder sind eher begrenzt. In der ersten, der entzündlichen Phase kann man mit einer Kortisontherapie versuchen, den Entzündungsprozess zu unterbrechen. Aber auch eine vorsichtige Physiotherapie im schmerzfreien Bereich, die in der Auftauphase auch ein bisschen in den schmerzhaften Bereich hineingeht, begleitet die Erkrankung. Operative Interventionen sollten in der ersten Phase strikt vermieden werden. Erst in der zweiten Phase der Einsteifung kann man eine arthroskopisch unterstützte Mobilisierung der Schulter versuchen. In der Regel lässt sich der Erkrankungsprozess zum Preis einer Operation ein wenig abkürzen. Diese Erkrankung verlangt vor allem den Betroffenen jede Menge Geduld ab.

> **Die Frozen Shoulder** hat nichts mit der kalten Schulter zu tun, die Damen zu früherer Zeit ihren Verehrern zeigten, wenn sie kein Interesse hatten. Es gibt übrigens auch eine Auslegung, in der die „cold shoulder" für ein Stück kalten Hammelbratens steht, das unliebsamen Gästen in England vorgesetzt wurde, um sie niemals wiederzusehen. Wir tendieren sehr zur ersten Erklärung und erinnern uns dabei an das Lied von der Schulter, die man nur zu gerne küsst.

Was der Schulter guttut

Schultern runter! Das sollte der Leitspruch unseres modernen Lebens zwischen Küche, Kneipe und Computer sein. Wer das beherzigt, und zwar täglich und immer wieder, entlastet den gesamten Schultergürtel; die Muskeln und Sehnen des rotierenden Apparats dürfen entspannen. Es gibt aber auch spezielle Übungen für die Schulter, die in der Kräftigung der hier beteiligten Muskulatur bestehen. Dabei geht es darum, jeden der vier Muskeln der Rotatorenmanschette zu trainieren. Gerade beim häufigen Impingement sorgen die Muskeln der Rotatorenmanschette für eine gute Zentrierung der Schulter. Das kann man auch im Selbsttraining zum Beispiel mit einem Gummiband (Theraband) machen.

Übung für die Rotatorenmanschette

Man hängt das Theraband irgendwo ein, etwa an der Klinke einer Tür. Stellen Sie sich bauchwärts davor und nehmen Sie das andere Ende des Bandes in die Hand. Oberarm an den Körper, Ellenbogen neunzig Grad gewinkelt. Ziehen Sie den Arm nach hinten, das Gummiband spannt sich. Das machen Sie zehn Mal. Dann drehen Sie sich um neunzig Grad gegen den Uhrzeigersinn. Drehen Sie den Arm im Schultergelenk (Oberarm bleibt am Körper) mit dem Gummiband in der Hand gegen den Uhrzeigersinn. Wieder zehn Mal. Es folgt eine Vierteldrehung gegen den Uhrzeigersinn, Sie stehen jetzt rückwärts zur Tür. Den Arm mit dem Gummiband drücken Sie zehn Mal nach vorn. Es kommt Ihre letzte Drehung um neunzig Grad gegen den Uhrzeigersinn. Wenn Sie alles richtig gemacht haben, müssen Sie jetzt den Arm mit dem Gummiband im Uhrzeigersinn in der Schulter drehen, damit das Gummiband sich anspannt. Dabei bleibt der Oberarm wieder am Körper. Zehn Mal. Wenn Sie diese Übungen das erste Mal machen, sollten Sie es sicherheitshalber unter den Augen Ihres Orthopäden oder Ihrer Physiotherapeutin tun.

Was all diesen Übungen gemein ist? Richtig! Bei keiner Übung haben Sie den Arm über die Horizontale erhoben und so verhindert, dass die Sehne des Musculus supraspinatus gegen das Acromion gedrückt wird. Trotzdem haben Sie alle vier Muskeln der Rotatorenmanschette trainiert.

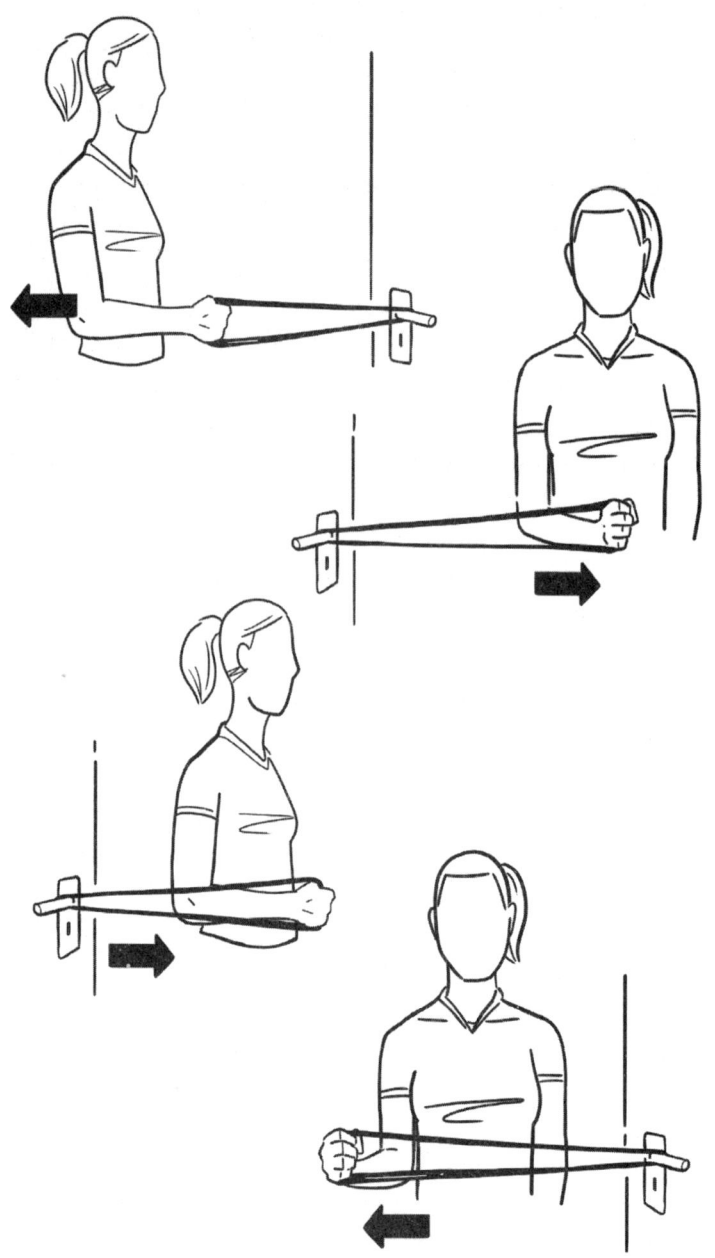

DIE WIRBELSÄULE

Ach, hätte die Menschheit sich doch nie aufgerichtet und würde weiter auf vier Beinen laufen! Es täte der Wirbelsäule so gut. Tun wir aber nicht. Und tatsächlich würde es auch nicht alle Probleme lösen, wenn wir es täten. Wenn wir nämlich die biomechanische Belastung der Wirbelsäule des Zweibeiners mit der des Vierbeiners vergleichen, stellen wir fest, dass der biomechanische Unterschied gar nicht so groß ist. Auch dem Vierbeiner geht es mit seiner Wirbelsäule nicht besonders gut.

Wieso sind wir dann davon überzeugt, dass die Zweibeinigkeit ein Problem darstellt? Das hängt mit der Vorstellung zusammen, dass unser Körpergewicht, das auf der Wirbelsäule lastet, sich auf vier Beinen besser verteilen würde. Aber das stimmt nicht. Grundsätzlich sind Muskeln die wichtigsten Partner unserer Knochen und die Schwerkraft ist nicht immer der Gegner. Im Bereich der Wirbelsäule gibt es viele Muskeln, die unsere Knochen zusammenhalten und die Wirbelkörper gegeneinander bewegen. Und diese Muskeln hat der Vierbeiner auch. Damit die Wirbelsäule beim Vierbeiner nicht auseinanderfällt, müssen seine Muskeln sogar besonders viel leisten. Tatsächlich werden die Wirbelkörper beim Vierbeiner durch diese Muskeln so stark aneinandergepresst, dass es für die Wirbelsäule keinen Unterschied macht, ob das Gegeneinanderpressen durch Schwerkraft oder Muskelkraft passiert.

Wenn das aber so ist, müssen Vierbeiner genau wie Menschen an Wirbelsäulenproblemen leiden. Tun sie auch! Die sogenannte Dackellähme ist ein Beispiel dafür. Aufgrund der relativ langen Wirbelsäule dieser Hunderasse, die mit starken Muskelkräften stabilisiert werden muss, leiden auch Dackel unter degenerativen Wirbelsäulenproblemen. Die sogenannte Spinalkanalstenose als Ausdruck dieser Degeneration kommt beim Dackel, auch bei anderen Vierbeinern, wie beim Menschen vor.

Die gelenkige Wirbelsäule

Wie sieht sie nun aus, unsere Wirbelsäule? Ganz unterschiedlich. Es gibt sehr individuelle Rückenformen, die alle ein Leben lang gut funktionieren können. Aber grundsätzlich ist die Wirbelsäule immer gleich aufgebaut. Wenn wir die Person unseres Vertrauens einmal von der Seite betrachten, sehen wir sogleich die doppelte S-Wölbung des Rückens. Im Nackenbereich wölbt sie sich nach vorn, zieht sich im Brustbereich nach hinten, wölbt sich im Lendenbereich wieder nach vorn und zum Schluss wieder zurück. Diese typische Form der Wirbelsäule nennt man im Bereich der Brustwirbelsäule „Kyphose", im Bereich der Lendenwirbelsäule „Lordose". Kyphose und Lordose gibt es auch beim Vierbeiner, die „Federeigenschaft" der Wirbelsäule scheint also für alle von Vorteil zu sein.

Sieben Wirbelkörper bilden die Halswirbelsäule, zwölf die Brustwirbelsäule und fünf die Lendenwirbelsäule. Diese Zahlen haben auch im Tierreich eine gewisse Konstanz. So hat auch die Giraffe nur sieben Halswirbelkörper. Die sind allerdings ziemlich langgezogen.

Werden wir etwas kleinteiliger. Zum besseren Verständnis der Funktion hat man das „Wirbelsäulensegment" definiert. Darunter versteht man jeweils die Hälfte eines oben und unten liegenden Wirbelkörpers zusammen mit dem, was die beiden Wirbelkörper miteinander verbindet. Und das ist wirklich interessant. Wir alle kennen die Bandscheibe. Sie liegt zwischen zwei Wirbelkörpern, ist irgendwie weich und lässt sich verformen, damit die beiden Wirbelkörper sich gegeneinander bewegen können. Sie kann auch mal kaputtgehen, Stichwort Bandscheibenvorfall, doch dazu später. Schauen wir einmal, was im rückwärtigen Bereich der Wirbelkörper so los ist. Die Bandscheibe ist viel zu weich, um zwei Wirbelkörper wirklich gegen alles Ungemach der auf sie einstürzenden

Kräfte stabil zusammenzuhalten. Deswegen, und das kommt aus unserer vierfüßigen Vergangenheit, sorgen die kleinen Wirbelgelenke, auch Facettengelenke genannt, dafür, dass der obere Wirbelkörper nicht über den darunterliegenden Wirbelkörper nach vorne rutschen kann. Da die Wirbelsäule im hinteren Bereich unseres Körpers angebracht ist und uns somit alles nach vorne zieht, jedenfalls aus Sicht der Wirbelsäule, sind diese kleinen Wirbelgelenke von unschätzbarem Wert. Die Wirbelkörper rutschen nicht einfach übereinander weg und wir fallen uns nicht vor die Füße (s. Abb. 6).

Aber diese Konstruktion, die Stabilisierung der Wirbelsäule durch die kleinen Wirbelgelenke, hat ihren Preis. Auf einmal haben wir hier wieder echte Gelenke mit allem Drum und Dran. Denn auch die kleinen Wirbelgelenke verfügen über eine Gelenkkapsel, knorpelige Gelenkflächen und Gelenkflüssigkeit. Und sie verfügen über eine andere wichtige, doch eventuell unangenehme Eigenschaft. Sie sind nämlich von einem Nervengeflecht, insbesondere von Schmerznerven, reichlich überzogen. Das hat natürlich seinen Sinn. Die Steuerung der beweglichen Wirbelkörper gegeneinander muss genau kontrolliert sein, die Muskelgruppen müssen entsprechend dirigiert werden. Dazu braucht es jede Menge Nerven und Sensoren. Aber wehe, wenn es zu einer Überlastung der kleinen Wirbelgelenke kommt, dann fangen die Schmerznerven an zu toben.

Und noch etwas kann passieren. Wie alle Gelenke können auch die kleinen Wirbelgelenke, man nennt sie auch Facettengelenke, verschleißen. Was passiert dann? Genau das, was bei jedem anderen Gelenk auch passiert. Der Knochen, dem der Anpressdruck zu hoch wird, wehrt sich gegen die Belastung. Er fängt an, in die Breite zu wachsen. Es bilden sich Randwülste, die sich ums Gelenk herum ausbreiten. Beim Kniegelenk macht das nicht so viel, wenn es draußen ein bisschen dicker wird und in die Breite geht. Aber an der Wirbelsäule? In direkter Nachbarschaft des empfindlichen Rückenmarks? Da ist nicht viel Platz. Fast gar keiner. Die kleinen Wirbelgelenke umschließen den sogenannten Wirbelkanal, auch Spinalkanal genannt, in dem das Rückenmark verläuft. Mit allen Nerven und Nervensträngen, die aus der Wirbelsäule heraustreten, um ihren Dienst in den Muskeln, der Haut und den Organen anzutreten. Wenn es dort zu eng wird, kann das Nervengeflecht nicht mehr frei schalten und walten, wie es will und muss. Wehe, wenn Nerven unter Druck geraten. Dann fängt es an zu zwicken. Mit allen Komplikationen, die damit verbunden sind (Abb. 6). Dazu später!

Wichtige Erkrankungen der Wirbelsäule

Es gibt also viele Stellen, an denen es bei der Wirbelsäule zu Problemen kommen kann. Einige davon schauen wir uns etwas näher an.

Der Bandscheibenvorfall

Lassen Sie uns mit dem Wichtigsten beginnen. Und dem akutesten, denn ein Bandscheibenvorfall zählt zu den wenigen echten Notfällen in der Orthopädie. Wie wir rechts sehen, ist die Bandscheibe nicht einfach nur eine Scheibe. Genau genommen ist sie ein Ring aus Kollagenfasern, die einen weichen, gallertartigen Kern umschließen, medizinisch Annulus fibrosus genannt. Diese Konstruktion verleiht der Bandscheibe eine einzigartige Pufferfunktion. Stöße in vertikaler Richtung werden perfekt gedämpft. Aber nur solange die Kollagenfasern des Rings in der Lage sind, den gallertartigen Kern fest zu umschließen. Was sie im Verlauf des natürlichen Verschleißes nicht mehr so gut können. Reißen

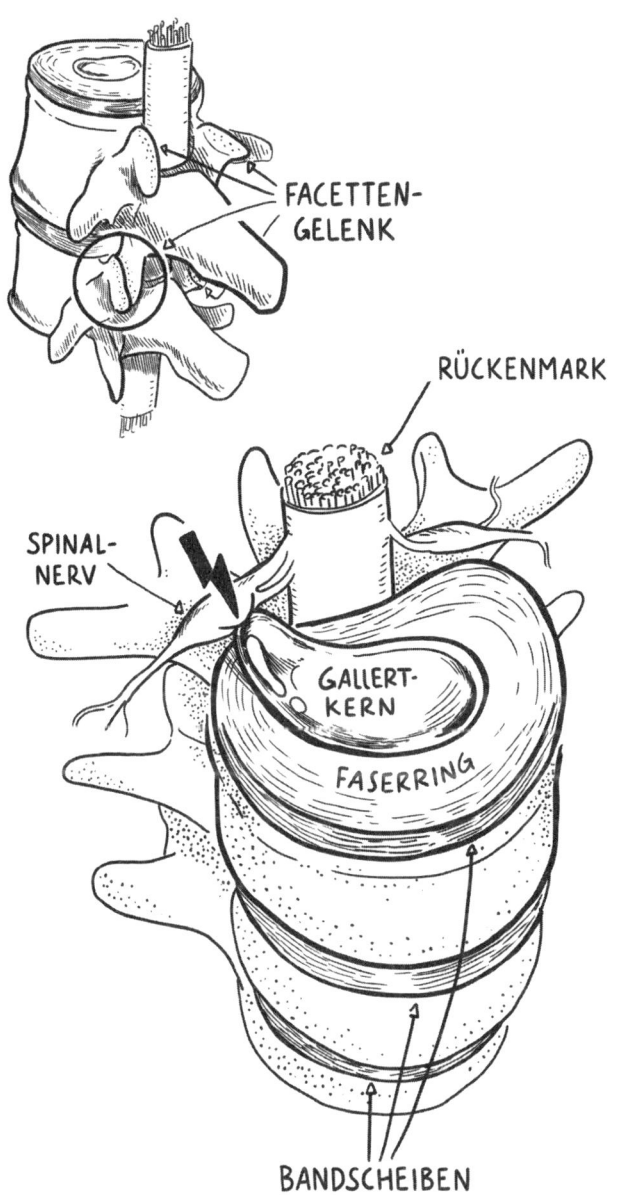

FACETTEN-
GELENK

RÜCKENMARK

SPINAL-
NERV

GALLERT-
KERN

FASERRING

BANDSCHEIBEN

Abb. 6: Die Wirbelsäule

die Kollagenfasern dann an einer Stelle auf, kann das weiche Material aus dem Inneren heraustreten. Das muss nicht unbedingt gravierende Folgen haben. Reißt der Annulus fibrosus zum Beispiel nach vorne in Richtung Bauch auf, passiert nicht viel. Zwar verliert die Bandscheibe ihre Puffereigenschaft ein wenig, aber nach vorne ist viel Platz, sodass heraustretendes Gewebe keinen Schaden anrichten kann. Wehe aber, wenn der Annulus fibrosus an einer hinteren Stelle am Wirbelkanal zerreißt. Dann gelangt das weiche Bandscheibengewebe in den Spinalkanal. Und so weich ist dieses Bandscheibengewebe gar nicht. Und Platz ist auch keiner. Dem Nervengeflecht im Spinalkanal wird es zu eng.

Ganz entscheidend ist, auf welcher Höhe der Wirbelsäule und wo genau das Bandscheibengewebe des Annulus fibrosus austritt. Je höher der Bandscheibenvorfall auftritt, umso gravierender können die Folgen sein. Im Bereich der Halswirbelsäule kann es im schlimmsten Fall zu einem sogenannten hohen Querschnitt mit den bekannten Folgen für Arme und Beine kommen. Gott sei Dank kommt ein Bandscheibenvorfall in der Vielzahl der Fälle eher im unteren Bereich der Lendenwirbelsäule vor! Dort wird auch die meiste Last auf die Wirbelkörper übertragen. Und die Beweglichkeit im Bereich der unteren LWS, wie wir die Lendenwirbelsäule abgekürzt nennen, ist sehr viel höher als die Beweglichkeit im Bereich der Brustwirbelsäule, der BWS. Schon der Ansatz der Rippen an der BWS schränkt ihren Bewegungsradius sehr ein. Das schont die Bandscheiben und beugt dem Verschleiß des Annulus fibrosus vor. Im Bereich der Halswirbelsäule, der HWS, sind Bandscheibenvorfälle hingegen gar nicht so selten. Das wäre brandgefährlich, wenn der Spinalkanal an dieser Stelle nicht mehr Platz böte. Was er glücklicherweise tut. Klinisch relevante Bandscheibenvorfälle im Bereich der Halswirbelsäule sind daher sehr viel seltener.

Zurück zum Lieblingsort der Bandscheibenvorfälle, zur LWS. Hier trifft es gern das Bandscheibenfach zwischen dem vierten und

fünften Lendenwirbelkörper sowie zwischen dem fünften Lendenwirbelkörper und dem ersten Sakralwirbelkörper. Die Folgen eines
Vorfalls sind nicht so dramatisch, wie sie im Bereich der HWS sein
können, aber immer noch schlimm genug, denn die betroffenen
Nervenwurzeln versorgen die Beine, den Dickdarm und die Blase
mit ihren Impulsen. Schmerzen, Taubheitsgefühle, aber auch Läh-
mungen des Fußes oder des Beines können die Folge sein.

Es geht aber noch schlimmer. Etwas seltener tritt das Bandscheibengewebe in der Mitte des Spinalkanals aus. Das hat für die
Beine meistens keine großen Folgen, sodass ein Bandscheibenvorfall in diesem Bereich zunächst keine Beschwerden verursacht.
Eine trügerische Ruhe. Denn in der Mitte des Rückenmarks befinden sich die Nervenwurzeln, die für unsere Blasen- und Darm-
funktion verantwortlich sind. Geraten die unter Druck, kann es
zu Inkontinenz und/oder Verhalt von Blase und Darm kommen.
Liegen diese Symptome oder wesentliche Lähmungserscheinungen
im Bereich der Beine vor, ist Eile geboten. Nur wenn mithilfe einer
Operation rasch der Druck von den Nervenwurzeln genommen
wird, haben diese eine Chance, sich wieder zu erholen. Das ist eine
Frage von Stunden oder höchstens wenigen Tagen. Je eher die Operation erfolgt, desto höher ist die Chance einer kompletten Heilung.

Was ist der Spinalkanal? Der Wirbelkanal behütet in seinem
Innern eine der kostbarsten Strukturen unseres Körpers, das
Rückenmark. Das Rückenmark stellt die Nervenverbindung
zwischen unserem Gehirn und der sogenannten Peripherie
dar, zu der nicht nur sensible und motorische Nervenbahnen,
sondern auch die Steuerung vegetativer Funktionen wie der
Verdauung oder der Blasenfunktion zählen. Das Rückenmark
agiert manchmal auch ohne das Großhirn, wenn es etwa
einen Impuls wie das Wegziehen der Hand von der heißen
Herdplatte blitzschnell realisiert.

Liegen solche Lähmungserscheinungen nicht oder nur in sehr geringem Maße vor, ist die konservative Therapie in der Regel die Therapie der Wahl. Bandscheibenvorfälle haben nämlich die Eigenschaft, sich von selbst wieder zurückzubilden. Das kann allerdings Monate dauern. Mit Physiotherapie und der physikalischen Medizin versucht man, die Muskulatur der Wirbelsäule einerseits zu stärken, andererseits aber auch, Muskelverhärtungen zu lösen, sodass die Wirbelsäule ihre physiologische Form wiedergewinnen kann. Natürlich gehört auch die Schmerztherapie dazu, die gerade in der akuten Phase einen wichtigen Stellenwert hat. Außer mit Infusionen und Medikamenten kann man die betroffenen Nervenwurzeln gezielt mit Kortison- und Lokalanästhetika infiltrieren.

Die Facettengelenkarthrose

Die kleinen Wirbelgelenke oder Facettengelenke im Bereich der Wirbelsäule haben wir bereits kennengelernt. Wie ihre größeren Kollegen versuchen auch diese Gelenke, sich dem Verschleiß zu widersetzen, indem sie in die Breite wachsen. Das schränkt den Spinalkanal ein und macht auch darüber hinaus jede Menge Ärger. Denn die Facettengelenke sind stark von Schmerznerven überzogen. Man fragt sich, warum das nötig war! Da die Arthrose der Facettengelenke wie jede Arthrose nicht rückgängig zu machen ist, muss man sich der Schmerznerven annehmen.

Die erste Maßnahme ist, durch Kräftigung der Muskulatur eine Stabilisierung der Wirbelsäule zu erreichen. Je weniger unphysiologische Bewegungen im Bereich der Facettengelenke auftreten, desto weniger schmerzen sie auch. Dabei ist es wichtig, und das gilt grundsätzlich im Bereich der Wirbelsäule, nicht nur die Muskulatur des Rückens, sondern auch die Bauchmuskeln zu trainieren, um die Wirbelsäule mit einem stabilen Muskelkorsett zu umgeben.

Führen diese Maßnahmen nicht zum Erfolg, müssen größere Geschütze heran. Dann geht's den lästigen Schmerznerven an den Kragen! Die einfachste Methode ist, sie mithilfe von Lokalanästhetika und Kortison für eine gewisse Zeit gefügig zu machen. Diese Medikamente werden meistens unter Röntgenkontrolle in den Ort des Geschehens injiziert. Das hilft zwar nicht dauerhaft, ermöglicht aber ein schmerzfreies Training, sodass man in dieser Phase seine Muskulatur stärken kann. Sind die Schmerzen dann immer noch nicht verschwunden, kann man den Schmerznerven auch komplett den Garaus machen. Man „denerviert" sie, indem man sie lokaler Hitze oder auch Kälte aussetzt. Dafür muss man aber die richtigen Facettengelenke erwischen, was eine genaue Untersuchung voraussetzt.

Die Spinalkanalstenose

Der Name sagt es schon. Stenose. Zu eng. Wir haben bereits gelernt, was den Spinalkanal so alles einengen kann. Es muss nicht immer ein Bandscheibenvorfall sein, und es steht auch nicht immer eine Degeneration oder Arthrose der Facettengelenke hinter den Rückenschmerzen. Es gibt noch eine weitere Struktur, die unsere Wirbelkörper rückwärts zusammenhält, das Ligamentum flavum oder das gelbe Band. Es verbindet die Wirbelkörper auf der Innenseite der hinteren Wirbelbogenanteile miteinander und versucht zu retten, was zu retten ist, während die Wirbelsäule unter Übergewicht und Untätigkeit des Besitzers leidet. Das Ligamentum flavum stellt sich tapfer dieser Herausforderung und wird kräftiger und damit dicker. Da es über die kleinen Facettengelenke hinwegzieht und innerhalb des Spinalkanals liegt, wird es darin enger und enger. Da der Prozess langsam voranschreitet, merken die Betroffenen erst spät, dass irgendetwas mit ihrer Wirbelsäule nicht stimmt. Sie werden müde, aber nicht im Sinne von schläfrig, sondern die Beine ermüden schon nach einer kurzen Wegstrecke von hundert bis zweihundert Metern. Dann muss man eine Pause machen und sich nach vorne beugen. Dadurch wird der Spinalkanal einen Hauch weiter und die Nervenimpulse können wieder in die Beine fließen. Dann geht's wieder ein Stück, bis zur nächsten Pause. Der Lateiner nennt dieses Phänomen Claudicatio spinalis, das Wirbelsäulenhinken.

Was kann man dagegen tun? Außer Prävention wie weniger sitzen, mehr Sport für die Wirbelsäule treiben, Volumenreduktion im Bauchraum? Von allein wird das Ligamentum flavum nicht wieder dünner. Die Facettengelenke erst recht nicht. Ein wenig mehr Platz im Spinalkanal kann man dadurch schaffen, dass man die Wirbelsäule etwas beugt. Normalerweise ist sie in diesem Bereich aber genau andersherum, nämlich nach hinten gebogen. Durch eine gezielte Physiotherapie, bei der man auch die Rückenstreck- und Bauchmuskeln mittrainiert, kann man einiges bewirken. In vielen Fällen aber, zumal wenn es richtig eng geworden ist, wird man darüber nachdenken müssen, operativ einzugreifen.

Die Spinalkanalstenose geht mit einer Degeneration der Bandscheibe sowie der Facettengelenke einher. Der Rücken verliert an Höhe, die Facettengelenke an Beweglichkeit und die Wirbelkörper büßen ihre stabile Haltung ein. Allein dieses Hin- und Herrutschen der Wirbelkörper übereinander kann schmerzen. Daher ist es gar nicht selten, dass bei einer operativen Erweiterung des Spinalkanals auch eine Stabilisierung, also Versteifung, der betroffenen Wirbelkörper erfolgen muss.

Allerdings ist man mit solchen versteifenden Operationen sehr vorsichtig geworden. Da das betroffene Wirbelsegment an der natürlichen Bewegung der Wirbelsäule nicht mehr teilhaben kann, werden die darüber- und darunterliegenden Wirbelsegmente natürlich mehr belastet. Die Degeneration schreitet also in diesen

Wirbelsegmenten beschleunigt fort. Daher sollte die Indikation zur Wirbelkörperversteifung sehr sorgfältig und zurückhaltend gestellt werden.

Das Iliosakralgelenk verbindet Wirbelsäule und Becken

Noch ein Gelenk im Bereich der Wirbelsäule? Ja und nein. Eigentlich ist das Iliosakralgelenk, das Kreuzbein-Darmbein-Gelenk, kein richtiges Gelenk. Wirklich beweglich ist es nämlich nicht. Und es gehört auch nicht allein zur Wirbelsäule, sondern verbindet den unteren Teil der Wirbelsäule, das Sacrum, mit dem Beckenknochen, dem Ilium. Das Sacrum besteht eigentlich aus den sogenannten Sakralwirbeln. Das erkennt man aber nur, wenn man weiß, dass es sich einmal um einzelne Wirbelkörper gehandelt hat. Beim Menschen sind diese Wirbelkörper zu einem einzigen Knochen zusammengewachsen. Starke Bänder verbinden das Sacrum mit dem Ilium und verhindern eine aktive Beweglichkeit des Gelenkes. Als Gelenk ohne rechte Beweglichkeit heißt es auch „Amphiarthrose". Obwohl es sich wenig bewegt, kann es trotzdem wehtun. Das hängt mit seiner zerklüfteten Oberfläche zusammen. Und eine Schwellung in der Amphiarthrose ist schmerzhaft, da Entzündungsflüssigkeit sich aufgrund des notorischen Platzmangels staut. Aber abgesehen von entzündlichen Erkrankungen aus dem Formenkreis der rheumatoiden Arthritis kann am Iliosakralgelenk nicht viel kaputtgehen. Das ist zwar tröstlich, lindert die Schmerzen aber nicht wirklich.

Was kann man für dieses ungelenke Gelenk tun? Das Iliosakralgelenk ist eine Domäne der Chirotherapie. Insbesondere Gelenke mit unebenen Gelenkflächen können sich im wahrsten Sinne des Wortes verhaken. Diese Blockierungen zu lösen ist Aufgabe der chirotherapeutischen Behandlung. Man kann sie problemlos

wiederholen und auf diese Weise sehr oft eine deutliche Schmerzlinderung erfahren. Aber auch die Injektion von Lokalanästhetika
und Kortison ins Iliosakralgelenk ist eine hilfreiche Maßnahme.
Und da eine Entzündung im Bereich des Sakralgelenkes in der
Regel einer Fehlbelastung folgt, ist eine gezielte Physiotherapie
zur Stärkung der Rücken- und Bauchmuskulatur sowie zur Aufrichtung der Wirbelsäule nicht verkehrt. Nur in absoluten Ausnahmefällen kann man über eine Versteifung der Iliosakralgelenke
nachdenken.

Was der Wirbelsäule guttut und was nicht

Fast alles, was wir im alltäglichen Leben so treiben, tut der Wirbelsäule nicht gut. Eigentlich ein Wunder, dass sie so lange durch-
hält. Wir wissen, dass die Wirbelsäule im Brustwirbelbereich nach
außen rund gewölbt, kyphotisch, und im unteren Lendenwirbel-
bereich nach innen eingezogen, lordotisch, ist. Wir alle können
leicht überprüfen, wie beweglich unsere Lendenwirbelsäule ist,
wenn wir uns einmal auf einen Stuhl setzen und den Oberkörper
in Richtung Boden sinken lassen. Sofort wird aus der Lenden-
lordose eine Kyphose. Im Bereich der Brustwirbelsäule tun wir
uns mit Beugungen nach hinten oder vorn viel schwerer. Das ist
jedoch genau der Grund, warum im Bereich der Lendenwirbelsäule die meisten Probleme entstehen. Bewegung tut gut, aber sie
nutzt auch ab. Immerhin lässt sich aus diesen einfachen Überlegungen ableiten, was wir für unsere Wirbelsäule tun können.
Wir brauchen mehr Bewusstsein für sie! Versuchen Sie einmal zu
spüren, wie Sie sitzen. Richten Sie sich gerade auf. Korrigieren Sie
Ihre Haltung immer mal wieder zwischendurch. Und noch ein
Wort zum aufrechten Sitzen. Greifen Sie ruhig zu Hilfsmitteln wie

einem zwischen Lehne und Rücken geschobenen Kissen für die Lendenwirbelsäule, um sie beim Sitzen zu unterstützen und in die Lordose zu bringen. Bei längeren Autofahrten wirkt das Wunder. Ansonsten ist der Orthopäde mit Verschreibungen von Wirbelsäulenbandagen eher zurückhaltend. Der Grund ist, dass man die Wirbelsäulenmuskulatur ja nicht schonen, sondern trainieren will. Auf langen Autofahrten aber kann die Unterstützung der Wirbelsäulenmuskulatur durch eine Wirbelsäulenbandage sinnvoll sein.

Das Kreuz mit dem Kreuz. „Ich hab Rücken" ist wohl eine der beliebtesten Ausreden, um sich vor dem Salsa-Tanzkurs zu drücken. Diese Vermutung ist natürlich gemein, denn in Wirklichkeit überschatten Rückenschmerzen den Alltag vieler Menschen. Nur in zehn Prozent der Fälle stecken ein Bandscheibenvorfall, Osteoporose, Rheuma oder eine andere klare Diagnose dahinter. Kein Wunder also, dass sich Expertinnen und Experten seit Jahrzehnten über die besten Behandlungsmethoden streiten. Fest steht nur: Fehlhaltungen und mangelnde Bewegung begünstigen Verspannungen, aber auch Sorgen und Depressionen gehen aufs Kreuz. Der Rücken ist ein Seelchen. In Watte packen darf man ihn aber nicht. Und seine Probleme zu ignorieren geht auch nicht. Gerade die degenerativ bedingten Rückenbeschwerden benötigen ein gutes Muskelkorsett, insbesondere die kleinen Wirbelgelenke mögen nicht zu viel Bewegung unter hoher Last. Das heißt im Umkehrschluss: Rückentraining ja, aber das richtige! Muskelkräftigung ja, aber ohne den Rücken dabei zu sehr zu verdrehen. In der Rückenschule lernt man, mit seinem Rücken richtig umzugehen. Der Orthopäde kann einem so etwas verschreiben, die Physiotherapeutin und der Physiotherapeut zeigen, wie's geht.

DIE HÜFTE

Ach die Hüfte! Endlich mal ein einfaches Gelenk. Könnte man meinen. Stimmt auch irgendwie. Da ist eine Kugel und die läuft in einer Schale, die man Hüftpfanne nennt. Die Hüftkugel befindet sich am oberen Ende des Oberschenkelknochens, die Hüftpfanne ist eine Mulde in unserem Becken. So einfach ist das. Eine scheinbar simple Konstruktion. Stimmt aber nicht. Wäre die Hüftpfanne nämlich nur eine Schale und der Hüftkopf eine einfache Kugel, würde es den Kopf passgenau ins Zentrum der Schale hineindrücken. An dieser Stelle in der Mitte der Schale würde dann die meiste Last übertragen werden. An den Seitenwänden der Schale hingegen würde nicht viel passieren, denn richtige Kräfte ließen sich am Rand der Schale nicht ins Becken einleiten.

Zu dumm aber auch, dass das Hüftgelenk nicht aus Metall und einer Ölschmierung besteht, sondern aus Knochen und Knorpel und Gelenkschmiere. Wir haben schon gelernt, dass Knochen und Knorpel sehr sensibel auf die einwirkenden Kräfte reagieren. Die Duldsamkeit einer metallenen Konstruktion fehlt ihnen völlig. An der Stelle, an der die meisten Kräfte übertragen werden, wird der Knochen immer fester. Das tut dem Knorpel an derselben Stelle nicht gut. In der Folge wird er genau da immer dünner. Das Hüftgelenk würde in kürzester Zeit an diesen Umbaureaktionen zugrunde gehen. Ein früher Gelenkverschleiß, beginnend in der Mitte der Schale, wäre die Folge.

Deshalb hat sich die Natur zur Freude eines jeden Ingenieurs etwas wirklich Kluges einfallen lassen. Die Schale, also die Hüftpfanne, ist nämlich gar keine richtige Schale. Sie ähnelt eher einer U-förmigen Apfelsinenscheibe. Diese Apfelsinenscheibe ist an ihren beiden Enden durch ein kräftiges Band miteinander verbunden. Da sie der Form eines Halbmondes ähnelt, nennt man sie auch „Facies semilunata". Das Entscheidende an dieser Form der

Hüftpfanne ist, dass in ihrer Mitte, dort, wo bei einer Schale die höchsten Kräfte übertragen werden – nichts ist (s. Abb. 7)! Und weil da nichts ist, können dort auch keine Kräfte übertragen werden. Drückt jetzt eine Kugel, der Hüftkopf, gegen die Halbmondfläche, werden alle Kräfte im gleichen Winkel seitlich auf dieser Oberfläche wirksam. Nur an ihren Enden könnten die Apfelsinenscheiben eventuell zur Seite weggedrückt werden. In dem Fall würden dort keine großen Kräfte wirken können. Aber genau an dieser Stelle hält ein kräftiges Band, das Ligamentum transversum, die beiden Enden der Apfelsinenscheibe zusammen. Das Resultat ist wunderbar. Auf der gesamten Fläche der Facies semilunata werden die gleichen Kräfte vom Hüftkopf in die Hüftpfanne übertragen!

Aber wehe, wenn dieses Prinzip gestört wird. Kommt es nämlich doch zu einer Überlastung des Hüftgelenkes oder zu einer Verschmälerung des Gelenkknorpels und somit in irgendeiner Weise zu einer degenerativen Veränderung im Bereich der Facies semilunata, wächst auch diese Gelenkfläche in die Breite. Oh Schreck! Wir ahnen, was passiert. Die Halbmondfläche beginnt, das Loch in der Mitte der Pfanne zu schließen. Der Halbmond verlässt die wunderbare Konstruktion der offenen Hüftpfanne und verwandelt sich immer mehr in eine Schale. Und je mehr er zu einer Schale wird, umso größer werden die Kräfte im Zentralbereich dieser sich formenden Schale und umso mehr Knochen bildet sich genau dort. Der Prozess der Schalenbildung schreitet fort. Die Degeneration des Hüftgelenkes ist nicht mehr aufzuhalten, die Arthrose der Hüfte, die Coxarthrose, führt zu Schmerzen und einer zunehmenden Bewegungseinschränkung.

Da gibt es noch etwas. Etwas, was in seiner Bedeutung viele Jahre lang nicht richtig gewürdigt wurde und von dem man nach wie vor nicht weiß, wozu es eigentlich gut ist. Um die Hüftpfanne herum läuft ein knorpeliger Ring, ähnlich wie bei der Schulter. Daher heißt er auch genauso: Labrum. Labrum acetabulare. Dieses Labrum umschließt den Hüftkopf. Möglicherweise soll es die Gelenkflüssigkeit am Ort des Geschehens halten. Was auch immer das Labrum für eine Funktion hat, es tut weh, wenn es kaputtgeht. Leider kann das passieren. Das Labrum kann Risse bekommen, dann schmerzt es.

Was ist der Unterschied zwischen Becken und Hüfte? Becken und Hüfte werden oft miteinander gleichgesetzt, weil die Hüftpfanne sich in unserem Becken befindet. Das Becken ist aber der gesamte knöcherne Bereich am Ausgang unseres Rumpfes zu den Beinen hin, eine stabile Schale, die aus zwei Teilen besteht. Zwischen den beiden Beckenknochen sitzt die Wirbelsäule mit ihrem untersten Anteil, dem Kreuzbein (Os sacrum). Das Becken lässt genug Luft für ein Babyköpfchen, und weil das bei der Geburt da durchmuss, ist das Becken bei Frauen auch weiter. Mit der Hüfte meinen wir tatsächlich nur das Hüftgelenk, das aus der Hüftschale (Acetabulum) im Becken und dem Hüftkopf besteht, der vom Oberschenkelknochen beigesteuert wird.

Die Rolle der Gelenkkapsel

Während andere Gelenke wie das Kniegelenk oder das Schultergelenk eine zarte, gut bewegliche Gelenkkapsel haben, wartet das Hüftgelenk mit harter Bandage auf. Die Gelenkkapsel des Hüftgelenkes ist die kräftigste unseres Körpers. Festes Bindegewebe, mehrere Millimeter dick. Im Grunde ist das nicht schlecht. Denn obwohl das Hüftgelenk ein klassisches Kugelgelenk ist, benutzen wir es im Wesentlichen dazu, unser Bein nach vorne oder hinten zu bewegen. Bewegungen zur Seite oder ein Drehen sind selten. Da darf die Kapsel schon ein bisschen fester sein.

Aber das hat auch Nachteile. Kommt es infolge einer Überlastung, zum Beispiel bei einem sportlichen Wettrennen oder einer scharf gespielten Partie Tennis, zu einer Schwellung im Bereich des Hüftgelenkes, steigt der Gelenkinnendruck sofort steil an, die feste Gelenkkapsel kann ja nicht ausweichen. Der erhöhte Druck in der Gelenkkapsel kommt bei den reichlich vorhandenen Schmerznerven an und das tut weh. Da eine solche Schwellung meistens erst nach mehreren Stunden auftritt, fängt die Hüfte nach einer Überlastung auch oft erst Stunden später an zu schmerzen. Das kann sogar erst am nächsten Morgen der Fall sein.

Dennoch hat die kräftige Gelenkkapsel der Hüfte ihr Gutes. Eine Luxation, also das Herausspringen des Hüftkopfes aus der Hüftpfanne – an der Schulter eine der häufigsten Verletzungen –, kommt bei der Hüfte praktisch nicht vor. Dafür entstehen andere Verletzungen.

Wichtige Erkrankungen der Hüfte

Sie merken: Obwohl die Hüfte als Kugelgelenk so einfach konstruiert erscheint, ist sie es bei näherer Betrachtung ganz und gar nicht. Im Folgenden wollen wir die wichtigsten Erkrankungen des Hüftgelenkes näher betrachten.

Ein Wort zur Biomechanik der Hüfte

Kein anderes Gelenk im Körper reagiert so empfindlich auf individuelle genetische Unterschiede wie das Hüftgelenk. Tatsächlich sind diese Unterschiede beträchtlich. Hinzu kommt, dass im Bereich der Hüfte extrem große Kräfte übertragen werden, schließlich muss das Körpergewicht irgendwie zum Boden gelangen. Die Hüftgelenke sind aber leider nicht direkt unter dem Körperschwerpunkt angebracht, sondern ziemlich weit weg von der Körpermitte. Darüber hinaus ist der Hüftkopf nicht in einer Flucht über dem Oberschenkelknochen angebracht, sondern der Schenkelhals ragt ein gutes Stück aus der Pfanne heraus, um dann in den Oberschenkelknochen überzugehen. Das hat einen einfachen Grund, schließlich müssen die Muskeln irgendwo ihre Hebel ansetzen.

Dadurch aber wirken erhebliche Kräfte auf das Hüftgelenk. Der Ingenieur kann sehr leicht ausrechnen, dass durch diese Hebelverhältnisse das 2,5-Fache unseres Körpergewichtes auf einer Seite des Hüftgelenkes lastet, wenn wir das andere Bein anheben. Wenn wir joggen, steigt diese Kraft auf das Vierfache, wenn wir stolpern, auf das Achtfache des Körpergewichtes. Diese enormen Kräfte heißt es zu bändigen. Das verlangt der Knochenfestigkeit viel ab.

Die Hüftdysplasie und die Coxa Valga (Fehlstellung des Oberschenkelhalses)

Damit die Biomechanik der Hüfte optimal funktioniert, muss der Schenkelhals in einem gewissen Winkel zum Oberschenkel stehen. Beim Erwachsenen sind das ungefähr 125 Grad. Ist dieser Winkel größer und ragt der Schenkelhals etwas steiler nach oben, spricht man von einer Coxa valga. Diese wird spätestens zum Problem, wenn sie mit einer sogenannten Hüftdysplasie vergesellschaftet ist, was leider sehr häufig ist. Als Hüftdysplasie bezeichnet man eine Hüftgelenkspfanne, die etwas zu kurz geraten ist und den Hüftkopf nicht komplett bedeckt. Gerade in der Kombination mit einer Coxa valga kann man zeigen, dass die Kraft, die in die Hüftpfanne eingeleitet wird, sehr weit außen auf das Hüftgelenk wirkt, nämlich genau an der Stelle, wo die Pfanne zu allem Überfluss auch noch zu kurz ist. Es ist einleuchtend, dass es nicht gesund sein kann, wenn eine übergroße Kraft auf eine zu kleine Gelenkfläche trifft. Genau das ist bei der Hüftdysplasie aber der Fall. Man bemerkt sie übrigens nicht gleich, auch das ist ein Problem. Frauen sind sieben Mal häufiger als Männer von der Hüftdysplasie betroffen.

Wird die Hüftdysplasie nicht bei der regulären Ultraschalluntersuchung im Neugeborenenalter entdeckt, tritt sie erst dann zutage, wenn die Patientin Schmerzen bekommt. Oft treten diese Beschwerden im Alter zwischen zwanzig und dreißig Jahren auf. Sehr häufig kommt es zu einem vorzeitigen Gelenkverschleiß, der erst im Alter von vierzig, fünfzig oder sechzig Jahren erkannt wird. In diesen Fällen ist das Gelenk meistens nicht mehr zu retten.

Wenden wir uns zunächst der Hüftdysplasie in jungen Jahren zu. Bei der klinischen Untersuchung fällt der Orthopädin oder dem Orthopäden zunächst eine vermehrte Innenrotationsfähigkeit der Hüfte auf. Die Innenrotation Ihrer eigenen Hüfte können Sie mithilfe der Person Ihres Vertrauens leicht selbst überprüfen. Auf dem Rücken liegend beugen Sie Hüfte und Knie jeweils um neunzig Grad, die eine Hand des Partners umfasst Ihr Knie, die andere zieht am Fuß den Unterschenkel nach außen. Tatsächlich bedeutet das für die Hüfte eine Drehbewegung nach innen. Den Unterschenkel kann man jetzt als Zeiger benutzen, um den Winkel der Hüftinnenrotation einzuschätzen. Circa dreißig bis fünfzig Grad sind normale Werte. Alles, was darüber hinausgeht, deutet auf eine Fehlstellung der Hüftgelenkpfanne im Sinne einer Hüftdysplasie hin. Natürlich muss man berücksichtigen, dass Kinder deutlich beweglicher sind als Erwachsene. Hier darf man aus einer guten Beweglichkeit keine falschen Schlüsse ziehen.

Bestätigt das Röntgenbild die Diagnose Hüftdysplasie und ist das Hüftgelenk noch nicht zu stark geschädigt, wird man über sogenannte pfannenverbessernde Eingriffe nachdenken. Hier handelt es sich aber um größere Operationen mit durchaus nennenswerten Komplikationsmöglichkeiten. Die Entscheidung für oder gegen eine Operation muss daher im Einzelfall sehr gut abgewogen werden.

Das Impingement der Hüfte. Wenn die Hüfte sich selbst blockiert

Eine der neueren Erkrankungen im Bereich der Hüfte. So formuliert ist es natürlich falsch. Dass der Hüftkopf sich in der Pfanne einklemmt, ist wahrscheinlich schon immer vorgekommen. Aber als Krankheit erkannt und definiert wurde das Impingement der Hüfte erst vor circa dreißig Jahren. Im Röntgenbild zeigt sich am Hüftkopf ein Randwulst, der die Kugel zum Oval macht (Abb. 7). Auch kann die Hüftpfanne nach außen wachsen und den Hüftkopf praktisch einmauern. In beiden Fällen tut das der Hüftbeweglichkeit nicht gut. Wird das Hüftgelenk beim Gehen nur ein wenig nach vorne und hinten bewegt, macht das gar nichts. Aber wehe, wenn es zu stark gedreht wird. Beugen und gleichzeitige Rotation fangen an zu zwicken.

Was kann man in dieser Situation tun? Da es sich um ein klar erkennbares mechanisches Problem handelt, gibt es nur zwei Möglichkeiten. Entweder gelingt es dem Patienten oder der Patientin, dauerhaft die Bewegungen zu vermeiden, bei denen es zu einem Einklemmen des Hüftkopfes in die Pfanne kommt. Oder man muss operativ das mechanische Hindernis beseitigen. Da von dieser Erkrankung in der Regel eher jüngere Menschen betroffen sind und die Maßgabe, das Hüftgelenk ein Leben lang nur noch für einen eingeschränkten Bewegungsradius zu benutzen, schwer durchzuhalten ist, wird man meistens für eine Operation entscheiden. Diese gelingt in der Regel arthroskopisch.

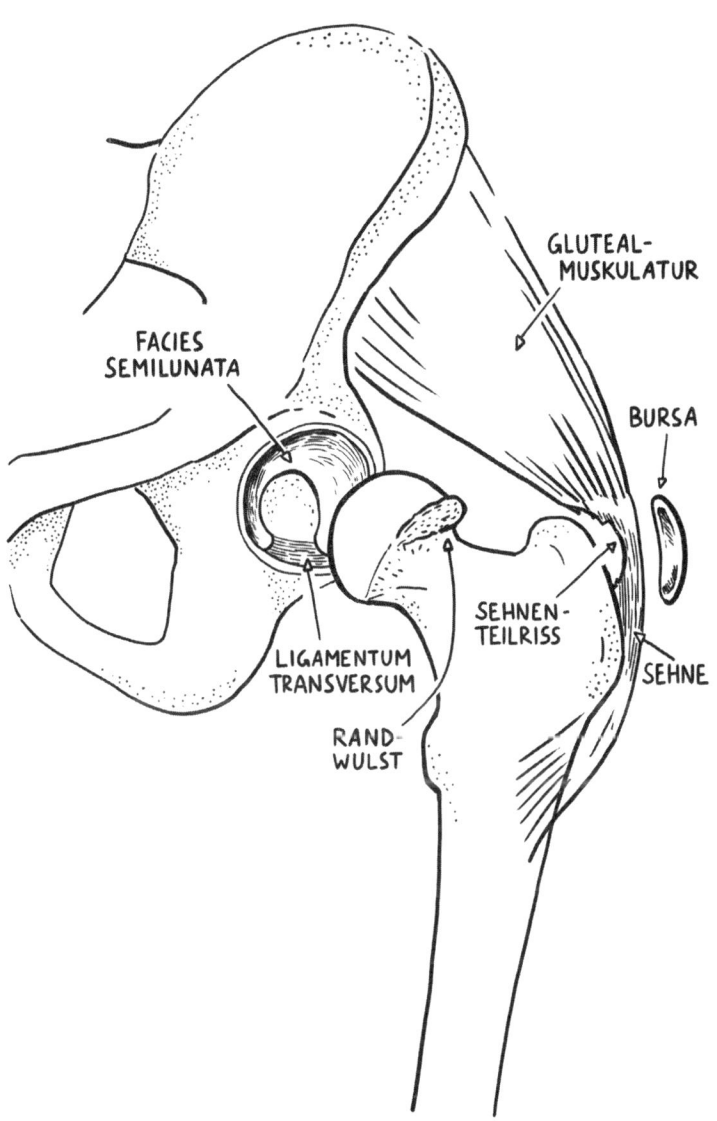

FACIES
SEMILUNATA

GLUTEAL-
MUSKULATUR

BURSA

LIGAMENTUM
TRANSVERSUM

SEHNEN-
TEILRISS

SEHNE

RAND-
WULST

Abb. 7: Die Hüfte

> **Was ist eine Nekrose?** Eine Knochennekrose entsteht, wenn die Durchblutung im Knochen nicht mehr ausreicht, die Knochenzellen ausreichend mit Nährstoffen und Sauerstoff zu versorgen. Eine solche Durchblutungsstörung kann Folge eines Gefäßinfarktes oder Folge einer Schwellung im Knochen sein, zum Beispiel durch Überlastung. Da die Blutgefäße wenig Platz zwischen Knochenbälkchen haben, kann eine solche die Blutgefäße zusammendrücken und den Blutfluss abschneiden. Der Knochen stirbt, es bildet sich eine Knochennekrose.

Die Hüftkopfnekrose. Wenn der Hüftkopf stirbt

Bei Kindern gibt es eine spezielle Art der Hüftkopfnekrose, den Morbus Perthes. Und was Kinder können, können Erwachsene sowieso! Oder war es umgekehrt? Egal. Jedenfalls die Hüftkopfnekrose können Erwachsene auch. Und wie beim Kind verläuft auch die Hüftkopfnekrose des Erwachsenen in bestimmten abgrenzbaren Stadien. Allerdings kommen bei uns Älteren im Gegensatz zu den Kindern noch eine Reihe äußerer Faktoren hinzu, die zu einer Hüftkopfnekrose führen oder diese begünstigen. Ganz oben auf der Liste steht der übermäßige Konsum von Alkohol und Medikamenten wie Kortison und Zytostatika (Medikamente gegen Krebs).

Je nach Stadium kann man versuchen, das Gelenk zu retten. Das geht aber nur, wenn die Kontur des Gelenkes noch erhalten ist. Ist der Hüftkopf dagegen schon unter der Last seines Besitzers eingebrochen, ist es zu spät. Dann hilft nur noch der künstliche Ersatz der Hüfte, was für Menschen mittleren Alters zwischen vierzig und fünfzig Jahren, und die trifft es vornehmlich, eine bittere Pille ist.

Die Hüftarthrose (Coxarthrose)

Da haben wir sie, die Arthrose des Hüftgelenkes. Die Coxarthrose ist eine der häufigsten Erkrankungen der Menschen. Tatsächlich benötigt eine geübte Orthopädin oder ein geübter Orthopäde nur wenige Sekunden, um bei seinem auf der Untersuchungsliege liegenden Patienten auf den Verdacht einer Coxarthrose zu kommen. Das liegt daran, dass die Probleme des Hüftgelenkes in aller Regel zuerst die Innenrotation schmerzhaft einschränken. Diesen Beschwerden entgeht die Patientin oder der Patient am leichtesten, indem sie oder er die Hüfte in leichter Außenrotation liegen lässt. Das geschieht natürlich unbewusst, aber die Orthopädin oder der Orthopäde sieht es sofort. Oft kommt es infolge des Verschleißes am Knorpel zu einer leichten, aber dennoch sichtbaren Verkürzung des betroffenen Beines. Ist dann auch die Beweglichkeit der Hüfte reduziert, insbesondere die Innenrotationsfähigkeit, ist die Diagnose fast schon klar. Ein Röntgenbild zum Beweis und zur Beurteilung des Ausmaßes der Coxarthrose ist natürlich unabdingbar.

Was ist jetzt zu tun?

Denkt man an die Coxarthrose, denkt man sehr schnell an ein Kunstgelenk. Da ein Kunstgelenkersatz nicht rückgängig gemacht werden kann und kein Kunstgelenk ewig hält, ist die Indikation sehr sorgfältig zu stellen. Kommt es zudem bei der Operation zu Komplikationen, können diese schwerwiegend sein, auch das muss bei der Entscheidung mitbedacht werden.

Daher sollte, wenn irgend möglich, versucht werden, das Gelenk zu erhalten. Je nach zugrundeliegender Erkrankung kommen verschiedene Operationsverfahren infrage. Bei der Hüftkopfnekrose ist es zum Beispiel die Anbohrung des Hüftkopfes, ein kleiner und je nach Stadium der Nekrose durchaus erfolgversprechender Eingriff. Bei der Hüftdysplasie können Umstellungsoperationen insbesondere im Pfannenbereich die Biomechanik verbessern. Aber auch das sind große und nicht komplikationsarme Operationen, die zudem nur dann Sinn machen, wenn die Arthrose noch nicht zu weit fortgeschritten ist.

Ist aber die Entscheidung zum Kunstgelenkersatz gefallen, sollte die Operation zum spätestmöglichen Zeitpunkt erfolgen. Oft können konservative Maßnahmen, eine mit Bedacht eingesetzte Schmerztherapie sowie eine einfühlsame und im schmerzfreien Bereich durchgeführte Physiotherapie zur Kräftigung der Hüftgelenksmuskulatur den Operationszeitpunkt lange hinausschieben.

Außer den Beschwerden der Patientin oder des Patienten gibt es noch weitere Kriterien wie den Zustand des Knochens, insbesondere im Pfannenbereich. Wenn Knochenzysten oder Arthrose das Pfannenlager so beschädigt haben, dass man fürchten muss, das Implantat nicht mehr stabil im Knochen verankern zu können, muss gegebenenfalls früher operiert werden.

Der Kunstgelenkersatz ist ein komplexes Thema: Die Auswahl der Implantate, das Alter der betroffenen Person, die Operationsmethode, die verwendeten Materialien, insbesondere die sogenannten Gleitpaarungen zwischen Hüftkopf und Pfanne, sowie individuelle Wünsche, was ihr oder sein neues Hüftgelenk so alles können muss, all das würde ein eigenes Buch füllen. Allgemeine Ratschläge sind daher schwer zu geben. Übertriebenen Versprechungen sollte man aber mit skeptischer Zurückhaltung begegnen. Das trifft auch auf die möglichen Operationsmethoden zu. Der Begriff des sogenannten minimalinvasiven Hüftgelenkersatzes ist irreführend. Schon immer haben Operateurinnen und Operateure auf der ganzen Welt es als ihre Aufgabe angesehen, mit möglichst wenig Muskelzerstörung auszukommen. Tatsächlich aber ist das Bewusstsein, muskelschonend zu operieren, in den letzten

Jahren und Jahrzehnten deutlich angewachsen. Das ist eine sehr positive Entwicklung.

Die Bursitis Trochanterica

Die Entzündung des Schleimbeutels am Trochanter major, dem Knochenvorsprung des Oberschenkelknochens, ist lästig. Dabei ist die Bursa trochanterica vielleicht gar nicht der Übeltäter. Aber dieser Schleimbeutel liegt nun mal genau dort, wo der Schmerz zu verorten ist. Wir haben schon gelernt, dass im Bereich der Hüfte große Kräfte auftreten. Wenn wir stolpern, krachen bis zum Achtfachen des Körpergewichtes ins Hüftgelenk. Diese Kräfte müssen vom Knochen und den Muskeln ums Hüftgelenk herum aufgenommen werden. Tatsächlich sind in den Muskeln Kräfte der gleichen Größenordnung wirksam. Diese Muskeln ziehen und zerren am Knochen herum, genauer gesagt, am Trochanter major. Um das Hüftgelenk herum gibt es eine sogenannte Muskelschlinge, die diesen in Richtung Hüftgelenk drückt. Und zwar mit voller Kraft.

Die Muskeln, von denen wir hier reden, hören alle auf den Namen Gluteus. Die beiden wichtigsten sind der Musculus gluteus medius und der Musculus gluteus maximus. Während der zweite damit beschäftigt ist, das Becken so zu stabilisieren, dass wir auf zwei Beinen gehen können, ist der Musculus gluteus medius derjenige, der das Becken stabilisiert, wenn wir auf einem Bein stehen, was beim Gehen und Laufen ständig der Fall ist. Dieser Muskel setzt auch am Trochanter major an, ist also fest mit ihm verbunden. Über diese Verbindungsstelle zieht ein kräftiges Band, in das von hinten der Gluteus maximus sowie von oben noch andere Muskelgruppen hineinziehen und welches bis hinunter zum Schienbeinkopf zieht. Weil dieses kräftige Band so lang ist, hört es auf den Namen Tractus iliotibialis.

Die Tätigkeit dieses Bandes können Sie selbst ertasten. Setzen Sie sich auf einen Stuhl und legen Sie Ihre Langfinger auf die Außenseite und den Daumen auf die Oberseite Ihres Oberschenkels, ungefähr auf halber Höhe. Solange sie nichts tun, ist es eine entspannte und weiche Sache. Jetzt tun Sie, als wollten Sie aufstehen. Ohne dass Sie sich wirklich erheben, spüren Sie unter Ihren Fingern, dass sich dort etwas anspannt. Das, was Sie unter Ihrem Daumen fühlen, ist ein Muskel, der schon oft erwähnte Quadrizeps, der das Knie strecken möchte, damit Sie aufstehen können. Auf der Außenseite unter Ihren Langfingern spannt es sich ebenfalls kräftig an. Aber das ist kein Muskel, sondern der Tractus iliotibialis, der unter Spannung gerät, weil der Gluteus maximus das Becken zum Aufstehen aufrichten möchte. Spüren Sie, wie viel Kraft Ihre Muskeln gerade entwickeln?

Eingequetscht zwischen diesen beiden kräftigen Muskeln, dem Gluteus medius und dem Gluteus maximus, liegt unsere bedauernswerte Bursa trochanterica. Die bekommt echt etwas ab! Ihre eigentliche Aufgabe liegt wie bei jedem anständigen Schleimbeutel darin, eine Gleitschicht zu bilden, in diesem Fall, um das Gleiten des Tractus iliotibialis auf den Trochanter major ohne Komplikationen sicherzustellen. Meistens klappt das. Manchmal nicht. Dann wird es der Bursa trochanterica zu viel und sie beschwert sich. Sie schmerzt. Da sich bei jeder Implantation eines künstlichen Hüftgelenkes die Hebelverhältnisse grundsätzlich ein wenig ändern, muss die postoperative Biomechanik mit diesen neuen Verhältnissen zurechtkommen. In den allermeisten Fällen klappt das auch, aber manchmal ist es den Sehnenansätzen zu viel. Dann ist nicht einmal sicher, ob es immer die Bursa trochanterica ist, die diesen Schmerz verursacht, auch die Sehnenansätze können schmerzen. Und nicht nur durch eine Hüftgelenksersatzoperation, auch durch den „natürlichen" Sehnenverschleiß am Ansatz des Gluteus medius am Trochanter major kann es zu Schmerzen kommen, deren

Ursprung direkt am Knochen, also in der empfindlichen Knochenhaut zu suchen ist.

> **Was ist die Knochenhaut?** Das sogenannte Periost, die Knochenhaut, überzieht alle unsere Knochen. Das Periost ist für die Ernährung des Knochens wichtig, da die Blutgefäße von hier aus ihren Weg in den Knochen finden. Außerdem befinden sich viele Schmerznerven mit ihren Sensoren in der Knochenhaut, sodass Verletzungen wie Stöße gegen den Knochen sehr schmerzhaft sind. Denken Sie einmal an Ihr armes Schienbein.

Egal, ob unsere Bursa trochanterica selbst die Ursache der Beschwerden ist oder die Sehnen am Trochanter major eine Rolle spielen, für die Therapie der Bursitis trochanterica spielt das keine Rolle. Physiotherapie zur Kräftigung und Stabilisierung der Muskulatur, manuelle Therapie und Elektrotherapie zur Anregung der Selbstheilung sowie die Infiltration von Lokalanästhetika und Kortison in den Bereich der Bursa und des Trochanter major sind die Hilfsmittel der Orthopädie. Nur sehr selten müssen operative Maßnahmen erwogen werden.

Die gluteale Insuffizienz

Wenn der Musculus gluteus medius immer können muss, kann er auch mal schlappmachen. Dafür gibt es zwei Ursachen. Erstens: Der Besitzer kümmert sich nicht um ihn, sondern sitzt lieber auf dem Sofa herum und überlässt den Rest der Person seines Vertrauens. Das mag nicht nur der Musculus gluteus medius nicht gerne. Da verkümmert noch viel mehr.

Der zweite Grund für eine Insuffizienz des Musculus gluteus medius wiegt schwerer. Ähnlich wie an der Schulter ist auch der Sehnenansatz dieses Muskels am Trochanter major nicht unkritisch. Die Sehne in diesem Bereich kann degenerieren, dünner werden, reißen. Da der Muskel daraufhin seine beachtenswerte Kraft nicht mehr über den Trochanter major nach unten leiten kann, passieren zwei Dinge. Die betroffene Person kann beim Laufen ihr Becken nicht mehr so leicht stabilisieren. Der Muskel merkt, dass er nicht mehr gebraucht wird, denn wenn er sich kontrahiert, passiert ja nichts. Die Sehne, an der er ziehen könnte, existiert nicht mehr. In einer solchen Situation kommt es zu einer Atrophie des Muskels. Das bedeutet, das Muskelgewebe wandelt sich im Verlauf von Wochen bis Monaten in Fettgewebe um. Entschließt man sich daher zu einem sehr späten Zeitpunkt, die Sehne operativ zu rekonstruieren, macht das keinen Sinn mehr.

Damit sind die therapeutischen Möglichkeiten bereits skizziert. Wie bei der Schulter kann man bei kleineren Rissen in der Sehne mit krankengymnastischen Übungen der Glutealmuskulatur auf die Sprünge helfen. Sie braucht das wirklich! Im Zuge dessen kann es durchaus wieder zu einer Stabilisierung der Sehne am Trochanter major kommen. Bei größeren Rissen aber und bei Versagen der konservativen Therapie sollte man über eine Operation nachdenken.

Die schnappende Hüfte

Hoppla, die Hüfte schnappt! Dabei ist es nicht einmal die Hüfte. Und das fühlbare und manchmal auch hörbare Schnappen im Bereich des Hüftgelenkes ist überdies meist völlig harmlos. Was schnappt, ist der oben ausführlich besprochene Tractus iliotibialis, und der schnappt, manchmal bei jedem Schritt, über den Trochanter major nach vorne und nach hinten. Da im Hüftbereich erhebliche Kräfte im Spiel sind, hat dieses Schnappen eine gewisse Power.

Die Behandlung der schnappenden Hüfte ist nicht einfach. Wir erinnern uns, von hinten spannt der kräftige Gluteus maximus, von vorne eine Reihe anderer etwas kleinerer Muskeln den Tractus iliotibialis auf. Da häufig sehr sportliche Menschen von einer schnappenden Hüfte geplagt werden, liegt die Vermutung nahe, dass ein Ungleichgewicht der verschiedenen Muskelgruppen zum Phänomen der Schnapphüfte beiträgt. Auch strukturelle Veränderungen des Tractus iliotibialis, sei es durch übermäßige oder zu geringe Beanspruchung, könnten eine Rolle spielen.

Sie merken schon, der Orthopäde tut sich schwer mit einer Erklärung – und wenn man die Ursachen nicht kennt, ist auch die Behandlung schwierig. Injektionen mit Kortison und Lokalanästhetika machen kaum Sinn, denn es sind weniger Schmerz und Entzündungsreaktion, die den Patienten oder die Patientin stören. Daher ist die erste Wahl der therapeutischen Überlegungen, ob man einen Schuldigen dingfest machen kann. Sportarten zum Beispiel, die eine der beiden beteiligten Muskelgruppen, zum Beispiel den Gluteus maximus, extrem begünstigen, können zu einem muskulären Ungleichgewicht führen, das man durch Training der Gegengruppen, die den Tractus iliotibialis anspannen, ausgleichen kann. Führen derartige Maßnahmen nicht zum Erfolg und ist der Leidensdruck der Betroffenen sehr groß, können auch operative Maßnahmen erwogen werden. Die Indikation sollte aber sehr zurückhaltend gestellt werden.

Die Schenkelhalsfraktur. Wenn der Oberschenkelhals bricht

In vielen Fällen vermeidbar! Wir haben schon gesehen, welche brachiale Gewalt auf das Hüftgelenk einwirken kann. Da muss der Knochen schon in guter Verfassung sein, um diese Lasten auf Dauer zu ertragen. Tatsächlich geht die Schenkelhalsfraktur bei älteren Patientinnen und Patienten oft mit einer ausgeprägten Osteoporose einher. Nicht nur, dass bei einer Abnahme der Knochenfestigkeit durch die Osteoporose der Knochen bei einem Sturz leichter bricht. Nein, allein durch die Abnahme der Knochendichte kommt es zu einer Veränderung der Biomechanik des Schenkelhalses. Die Verteilung des Knochens im Schenkelhals ist nämlich nicht homogen. Im oberen, kopfnahen Bereich ist der Knochen etwas weicher, im unteren, fußwärtigen Bereich dagegen sehr hart. Mit entsprechenden Berechnungsmethoden kann man zeigen, dass diese ziemlich geniale Verteilung der Knochendichte für eine gleichmäßige Verteilung der mechanischen Spannungen im Knochen sorgt. Jede Knochenzelle kriegt den gleichen Druck ab. Kommt es aber im Verlauf einer Osteoporose zur Abnahme der Knochendichte, leidet der Schenkelhals gleich zweimal. Zum einen bricht er leichter, klar. Zum andern aber ändert sich die Spannungsverteilung im Schenkelhals, da die Abnahme der Knochendichte im unteren Bereich des Schenkelhalses in Relation zum oberen Bereich stärker ausgeprägt ist. Und das ändert viel! Auf einmal gibt es im Schenkelhals Bereiche, in denen Zugspannungen auftreten, die es vorher nicht gegeben hat und die der Knochen eigentlich nicht ertragen kann. Das ist mit großer Wahrscheinlichkeit der Grund, warum es im Schenkelhals gelegentlich zu sogenannten Ermüdungsfrakturen kommt. Kleine Risse bilden sich, irgendwann bricht der Schenkelhals ganz.

Daher ist nicht ganz klar, ob tatsächlich alle Schenkelhalsfrakturen durch einen Sturz verursacht werden oder ob der Sturz nicht vielleicht Folge einer Fraktur des Schenkelhalses ist, die aufgrund großer auftretender Muskelkräfte, zum Beispiel beim Stolpern, entsteht. Wie auch immer. Der Schenkelhals ist durch. Jetzt muss etwas geschehen.

Die Diagnose der Schenkelhalsfraktur ist natürlich sehr einfach, ein kurzer Blick aufs Röntgenbild genügt. Dann aber muss man genau differenzieren. Die Prognose der Heilung hängt zum einen von der Lokalisation der Fraktur und zum anderen von dem Winkel ab, in dem der Schenkelhals durchgebrochen ist. Der Hüftkopf hat nämlich ein großes Problem. Seine Durchblutung erfolgt durch die Blutgefäße, die innerhalb des Knochens im Schenkelhals liegen und von außen nach innen zum Hüftkopf ziehen. Ist der Schenkelhals zerbrochen, sind auch die Gefäße zerrissen, die den Hüftkopf mit Blut versorgen. Das ist der Grund, warum die Osteosynthese, das Verschrauben einer Fraktur, oft nicht zur Heilung führt. Zwar gelingt es in den meisten Fällen, dass sich die Bruchstellen wieder miteinander verbinden und verwachsen, dennoch stirbt der Hüftkopf nach wenigen Monaten ab und es kommt zu der oben beschriebenen Hüftkopfnekrose. Aus diesem Grund hat sich in den letzten Jahrzehnten eingebürgert, bei älteren Personen, bei denen die Gefahr der Hüftkopfnekrose ohnehin größer ist, keine Osteosynthese zu versuchen, sondern bei einer Schenkelhalsfraktur gleich ein Kunstgelenk zu implantieren.

Was der Hüfte guttut

Die Hüfte ist unterfordert. Obwohl sie ein astreines Kugelgelenk ist, behandeln wir sie, als ob sie ein Scharniergelenk wäre. Beim Gehen und Laufen bewegen wir die Hüfte nur nach vorn und zurück. Stimmt natürlich nicht ganz, weil sich die Hüfte dabei auch ein bisschen nach innen oder außen dreht. Das muss sie können, wir drehen uns beim Laufen ja auch einmal um. Deswegen ist die Hüfte ja auch kein Scharniergelenk! Ihre Fähigkeiten nutzen wir aber in der Regel bei Weitem nicht aus. Oder übertreiben es. Spagat, extreme Außen- oder Innendrehungen (Ballett) mag die

Hüfte nämlich gar nicht, dann presst sich der Schenkelhals gegen den Pfannenrand und quetscht das Labrum zusammen. Das geht nicht lange gut. Aber immer nur nach vorne und hinten in derselben Schleifspur? Auch nicht gut. Die Hüfte mal drehen, kreisende Bewegungen mit dem Becken im Stehen, Belastung nach Möglichkeit im physiologischen Bereich beim Nordic Walking oder Crosstrainer, spazieren gehen und dabei auch einmal an die Beckenkreisung denken, das tut dem Hüftgelenk gut und trainiert die wichtigen Hüftmuskeln, die Glutealmuskeln.

Wenn wir aber die Verdrehungen im Hüftgelenk übertreiben, kann es zu Verletzungen des Labrums und einem vorzeitigen Verschleiß der Hüfte kommen. Der Versuch, die möglicherweise durch die Arthrose eingeschränkte Beweglichkeit durch forcierte Physiotherapie zu verbessern, kann nach hinten losgehen. Wenn die Hüftkugel keine Kugel mehr ist, kann sie auch nicht mehr wie eine Kugel funktionieren. Dann ist es ratsamer, die Beweglichkeit so zu belassen, wie sie ist. Überlasten wir die Hüfte, bemerken Sie den Schmerz (typischerweise ein Leistenschmerz) nicht gleich (ansonsten machen Sie wirklich viel falsch!), sondern oft erst am nächsten Tag oder in der Nacht. Das liegt daran, dass die überlastungsbedingte Schwellung erst dann wehtut, wenn die Hüftkapsel richtig spannt, was oft einige Stunden dauert.

DIE HAND UND DER ELLENBOGEN

Was hätte es der Ellenbogen leicht, wenn es das Handgelenk nicht gäbe! Denn eigentlich muss man am Ellenbogen ja nur strecken und beugen können. Ohne das Handgelenk, das sich nach innen und nach außen drehen will, wäre das ein Klacks.

Ellenbogengelenk und Handgelenk gehören zwingend zusammen. Wie wir im Bereich des Kniegelenkes schon gelernt haben, sind reine Scharniergelenke ohnehin nicht der Renner. Aus biomechanischer Sicht ist es nämlich so, dass reine Scharniergelenke leicht ausschlagen können. Werden diese Gelenke mal schräg von der einen und von der anderen Seite belastet, müssen hohe Kräfte mal auf der einen, mal auf der anderen Seite des Gelenkes übertragen werden. Dass das der Gelenkknorpel nicht lange mitmacht, haben wir inzwischen gelernt.

Tatsächlich hat sich die Natur für Ellenbogen und Handgelenk etwas Gutes ausgedacht. Sowohl im Handgelenk als auch im Ellenbogengelenk gibt es zwei Gelenke. Das eine Gelenk macht die Scharnierbewegung, das andere die Drehbewegung, mit der das Handgelenk nach innen und nach außen gedreht werden kann. Dazu braucht es zwei Knochen, sonst könnte es ja am Handgelenk und im Ellenbogengelenk nicht jeweils zwei Gelenke geben. Diese beiden Knochen heißen Elle und Speiche. Damit das Ganze funktioniert, wechseln sie sich in ihrer Funktion ab. Während die Elle im Bereich des Ellenbogens für die Scharnierbewegung zuständig ist, lässt sie am Handgelenk alle Drehbewegungen zu. Dagegen kann sich die Speiche im Ellenbogengelenk nach Herzenslust drehen, am Handgelenk aber ist sie für dessen Scharnierbewegung zuständig. Das ist eine tolle Sache, und da das Ellenbogengelenk und das Handgelenk in der Regel nicht sehr hoch belastet sind, funktioniert das oft ein Leben lang (Abb. 8).

Aber auch hier gibt es Schwachstellen. Am Ellenbogen sind es oft die Muskelansätze, die Probleme machen. Am Handgelenk ist es mehr der unentbehrliche Daumen, der in seinem Grund- und insbesondere dem Sattelgelenk stark belastet wird. Aber auch die Sehnen, die in großer Zahl vorhanden sind, damit wir alle Finger richtig bewegen können, sowie die Nerven, die sich durch die Handwurzelknochen hindurchwinden müssen, sind anfällig für Probleme.

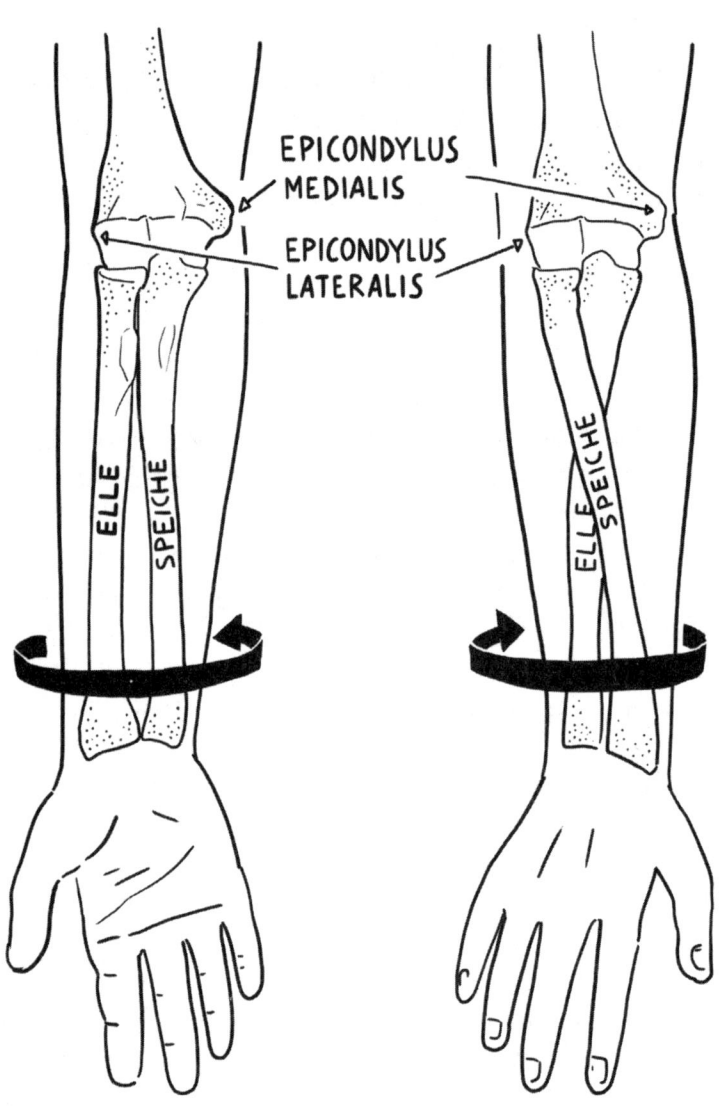

EPICONDYLUS MEDIALIS

EPICONDYLUS LATERALIS

ELLE

SPEICHE

ELLE SPEICHE

Abb. 8: Der Unterarm

Loblied des Daumens. Er kann alle Fingerkuppen sanft berühren, aber auch fest zugreifen. Er lässt uns Schnürsenkel binden, Erbsen und Krabben pulen, einen Faden ins Nadelöhr fädeln und Schraubverschlüsse aufdrehen. Und natürlich Däumchen drehen. Evolutionsgeschichtlich ist es der Daumen, der es uns ermöglichte, Werkzeuge zu benutzen, was wiederum Auswirkungen auf die Entwicklung unseres Gehirns gehabt hat. Ohne Daumen kein Verstand! Ohne Daumen lässt sich kein Essensbesteck in die Hand nehmen, aber auch keine Hand zur Faust ballen. Versteckt er sich hingegen unter den Fingern, bringt er Glück. Die alten Römer signalisierten derart, dass sie ihre Schwerter niedergestreckt hatten und in guter Absicht kamen. Später ist dem Daumen übel mitgespielt worden, denken Sie nur an Daumenschrauben oder den Struwwelpeter. Aber dem Daumen wurde auch Ehre zuteil. Kein Geringerer als Johann Sebastian Bach führte ihn erstmals ins Klavierspiel ein. Na dann, Daumen hoch.

Elle, Fuß und Daumen – was alte Maßeinheiten uns erzählen. Bevor mit der Längeneinheit Meter im späten 18. Jahrhundert von Frankreich ausgehend ein einheitliches Maß geschaffen wurde, war es üblich, Längenmaße mithilfe von Körperteilen zu bestimmen. Das älteste überlieferte Längenmaß ist dabei die Elle, die vom Ellbogen bis zur Spitze des Mittelfingers eines erwachsenen Mannes reichte. Ellenlang war freilich nicht annähernd so genau wie die zwar unvorstellbar große, aber dennoch exakt zu berechnende Lichtgeschwindigkeit im Vakuum, die inzwischen unser Metermaß prägt. Brauchte man früher also keinen Zollstock, sondern konnte gleich seinen Unterarm an das Stück Stoff legen, das man ausmessen wollte? Weit gefehlt. Jedes Land in Deutschland, und vor der deutschen Einheit im Jahr 1870 gab es Hunderte von Fürstentümern, hatte seine eigenen Vorstellungen, wie lang denn nun das Klafter (Stück Holz), die Elle oder der Fuß zu sein hatten. Geschweige denn vom Zoll, der Daumenbreite. An den Rathäusern von Augsburg, Mannheim oder Regensburg finden sich noch heute Metallbänder, die Klafter, Elle und Schuh definieren.

Der Tennisellenbogen & der Golferellenbogen

Häufig, lästig und langwierig! Außerdem ein bisschen gemein gegenüber den beiden Sportarten, die nichts dafürkönnen. Da sie aber beide eine entsprechende Symptomatik auslösen können, haben sich die Namen eingebürgert. Tennisellenbogen und Tennisarm meinen übrigens das Identische.

Wir haben bereits gelernt, wie schwer sich die Muskeln tun, ihre Kräfte in den Knochen einzuleiten. Dabei ist es immer das Gleiche, der Muskel wird am Ansatzbereich zum Knochen zur Sehne, diese Sehne strahlt dann in den Knochen ein. Und immer wieder gibt es genau in diesem Bereich Probleme.

Betrachten wir zunächst den Tennisellenbogen, weil er der häufigere Fall ist. Wenn wir uns gerade hinstellen, die Arme hängen lassen und die Daumen nach vorne zeigen lassen, dann reden wir vom tastbaren Knochenvorsprung des Oberarms, der in dieser Position nach vorn und außen zeigt. Diesen Knochenvorsprung bezeichnet man als Epicondylus lateralis. Beim Golferellenbogen ist es der Knochenvorsprung auf der anderen Seite, der Epicondylus medialis. Bei einem akuten Tennisellenbogen ist der Druck auf diese Stelle sehr schmerzhaft. Jedes Mal, wenn die Muskeln dort angespannt werden, schmerzt es. Das kann so weit gehen, dass selbst das mäßig kraftvolle Händedrücken bei einer Begrüßung zu Schmerzen führt. In der Regel sind die Ansätze der Muskeln betroffen, welche die Hand nach oben strecken und die Hand im Ellenbogengelenk nach außen drehen. Werden diese Bewegungen gegen den Widerstand des Orthopäden ausgeführt, zeigt sich ein typischer Schmerz im Bereich des Epicondylus lateralis.

Wie verläuft die Behandlung?

Die Therapie des Tennisellenbogens beziehungsweise des Golferellenbogens ist langwierig, aber meistens erfolgreich. Da tatsächlich Sportarten wie Tennis oder sonstige Überlastungen, zum Beispiel exzessives Hämmern beim Heimwerken, die Ursache des Tennisellenbogens sind, sollte man diese Überlastungen zunächst einmal unterlassen. Je nach Schweregrad der überlastungsbedingten Entzündung ist am Anfang eine Kältetherapie sinnvoll, bei einem eher chronischen Verlauf sind Wärmeanwendungen besser. Das Therapiespektrum umfasst spezielle Bandagen und Spangen, Elektrotherapie, muskellockernde Massagen und gerade auch am Anfang ein dosiertes Muskeltraining. Dieses Muskeltraining kann zum Beispiel im Kneten eines Tennisballs bestehen, auch ein sogenannter Spin Ball kann hilfreich sein. Hinzu kommt die Verordnung entzündungshemmender und schmerzstillender Medikamente über einen gewissen Zeitraum. Bei Nichterfolg dieser Maßnahmen kann man es mit Injektionen versuchen, zur Verfügung stehen Lokalanästhetika, Kortison oder andere Substanzen, etwa PRP, die Abkürzung für Platelet Rich Plasma, eine Art der Eigenblutbehandlung. Auch die Stoßwellentherapie kann eine Selbstheilung positiv unterstützen. Nur wenn nichts anschlägt, kommt eine Operation infrage, bei der die betroffenen Schmerznerven verödet und die Sehnen der ansetzenden Muskeln gelöst werden, um die Spannung der Sehnen am Epicondylus lateralis zu reduzieren.

Die Sehnenscheidenentzündung

Auch sie ist lästig und langwierig. Hinter einer Sehnenscheidenentzündung steht meistens ebenfalls eine Überlastung. Normalerweise sind es keine großen Kräfte, eher ist es eine Vielzahl kleiner,
schneller Bewegungen, welche die Entzündungsreaktion an den
Sehnenscheiden hervorrufen. Sehnenscheiden sind zarte Hüllen,
in denen die Sehnen gut gleiten können. Tätigkeiten wie Stricken,
aber auch stundenlanges Klausurschreiben in der Juristerei können
die Ursache solcher Sehnenscheidenentzündungen sein. Meistens
sind die Strecksehnen der Finger betroffen.

Wie bei der Therapie des Tennisellenbogens geht es zunächst
darum, die auslösenden Belastungen abzustellen. In der akuten
Phase hilft Kühlung, in der chronischen eher Wärme. Natürlich
wirken auch hier für eine bestimmte Zeit entzündungshemmende
und schmerzstillende Medikamente. Auch eine mit Bedacht eingesetzte Rückstellung in einer Schiene über den Zeitraum von circa
vierzehn Tagen bringt die Entzündung zum Abklingen. Ultra-
schallbehandlungen und Elektrotherapie können hilfreich sein. Es
ist auch möglich, den Entzündungsprozess mit einem injizierten
Lokalanästhetikum sowie etwas Kortison zu durchbrechen. Operative Maßnahmen sind in der Regel nicht erforderlich und auch
wenig erfolgversprechend.

Der Mausarm

Mäuse am Arm! Unsere Großmütter hätten sich gegraust. Heute
bezeichnet man damit ein menschengemachtes Problem, nämlich
das Arbeiten mit der Computermaus. Ähnlich wie bei der oben beschriebenen Sehnenscheidenentzündung, jetzt aber typischerweise
auf der anderen Seite, nämlich im Bereich der Beugesehnen des

Handgelenks und der Finger. Von dort in den Unterarm nach oben ziehend, kann es zu einem Überlastungssyndrom kommen. Es ist erstaunlich, dass die geringen Kräfte, die zum Bedienen einer Maus erforderlich sind, so etwas auslösen können. Die Kräfte können es also nicht sein, aber wahrscheinlich die ewige Wiederholung der immer gleichen Bewegung. In der medizinischen Literatur wird von „Mikrotraumen" gesprochen, was ganz gut klingt, zumal niemand weiß, was das genau sein soll. Ganz offensichtlich ist unser Sehnengewebe aber nicht für solche repetitiven Belastungen ausgelegt.

Die wichtigste Therapie beim Mausarm ist: Lassen Sie es nicht so weit kommen! Beim ersten Anzeichen von Beschwerden im Bereich der Handbeuge sollten Sie hellhörig werden und reagieren. Es gibt eine Reihe verschiedener Mauspads und Tastaturpolster, die man ausprobieren kann. Auch ist es sinnvoll zu überlegen, ob anstelle der Maus nicht gelegentlich Tastenkombinationen verwendet werden können oder ob die Verwendung des Touchpads besser geeignet ist. Die Höhe der Sitzposition kann den Winkel beeinflussen, in welchem Ihr Arm die Maus bedient. Ist der Mausarm erst einmal chronisch geworden, ist eine Therapie schwierig. Grundsätzlich unterscheidet sie sich aber nicht von der Therapie, die oben bei der Sehnenscheidenentzündung beschrieben ist.

Das Karpaltunnelsyndrom

Jetzt wird es eng – und zwar für den Nervus medianus. Der quält sich auf der Beugeseite des Handgelenks zwischen den Handwurzelknochen und einem kräftigen Verbindungsband hindurch, welches über zwei Handwurzelknochen hinwegzieht. Dieses Band nennt man wie an anderer Stelle auch Retinaculum. Handwurzelknochen und Retinaculum bilden einen regelrechten Tunnel, durch den der Nerv hindurchmuss. Da sich dieser Tunnel im Bereich des

Handgelenks, lateinisch carpus, befindet, heißt er auch Karpaltunnel. Und der Nerv, der dort durchmuss, ist ziemlich dick und ziemlich wichtig.

Der Nervus medianus ist vielbeschäftigt. Die Sensibilität von Mittel- und Zeigefinger, des Daumens und der Handinnenfläche sowie die Beugefähigkeit von Mittel- und Zeigefinger und die Beuge- und Anspreizfähigkeit des Daumens hängen von ihm ab. Das ist schon was. Fällt der Nervus medianus komplett aus, verlieren wir das Gefühl auf der wichtigen Fingerinnenseite der betroffenen Finger sowie die Fähigkeit, die Hand komplett zur Faust zu ballen. Erhebt und ballt man die Hand zur Faust, sieht es aus, als würde man schwören. Dieses Phänomen wird als sogenannte Schwurhand bezeichnet. Und es schmerzt im Bereich der Handbeuge. Nächtliches „Einschlafen" der Hand gehört ebenfalls zu den typischen Symptomen.

> **Was ist ein Syndrom?** Ein Syndrom meint eine Erkrankung mit vielfältigen Symptomen, an der auch verschiedene Ursachen beteiligt sein können und zusammenwirken.

Außer einem Klopfschmerz im Bereich der Handbeuge hilft dem Orthopäden zur Diagnosesicherung die Messung der sogenannten Nervenleitgeschwindigkeit. Nimmt diese im Bereich des Karpaltunnels ab und leidet der Patient oder die Patientin unter den entsprechenden Symptomen, muss etwas geschehen. Zunächst einmal wird man versuchen, den Nerv zu entlasten. Da starke und unkontrollierte Handbewegungen den Karpaltunnel noch enger werden lassen, kann das Handgelenk mit einer Schiene ruhig gestellt werden, die insbesondere nachts zu tragen ist. Auch Kortison zum Abschwellen des Nervs kann helfen. Ist die Nervenleitgeschwindigkeit aber unter den kritischen Grenzwert abgesunken, sollte der

Nerv operativ befreit werden. Wie das genau erfolgt, ob minimalinvasiv oder nicht, ist Geschmackssache. Etwas mehr Übersicht
über den empfindlichen Nervenast, der für den Anspreizmuskel des
Daumens verantwortlich ist, hat man bei einem offenen Verfahren.

DAS OBERE SPRUNGGELENK

Klar, das obere Sprunggelenk gehört zum Fuß irgendwie dazu.
Irgendwie eben. Es ist aber tatsächlich ein so eigenständiges Gelenk,
dass es eine eigene Betrachtung verdient. Denn dem Sprunggelenk
gelingt etwas, was kein anderes Gelenk des menschlichen Körpers
hinbekommt. Es ist tatsächlich ein „reines" Scharniergelenk. Wie
kann das sein? Bisher hieß es doch, ein reines Scharniergelenk habe
so viele Nachteile, dass es, zumindest im menschlichen Körper,
nicht funktionieren könne. Tut es aber! Der Grund ist einfach. Es
ist nicht allein. Jemand hilft ihm, die Drehbewegungen, die Belastungen, die mal von der einen, mal von der anderen Seite auf
den Fuß einwirken, ja überhaupt alle unangenehmen und nicht
scharniergerechten Kräfte von ihm fernzuhalten. Das ist die Aufgabe des übrigen Fußes, insbesondere der Fußwurzelknochen.

Aber bleiben wir beim oberen Sprunggelenk. Zwei Knochen
des Unterschenkels, das Schienbein und das Wadenbein, bilden
eine sogenannte Sprunggelenksgabel, die eine perfekte Scharnierbewegung zulässt. Da der Knorpel des oberen Sprunggelenks dadurch eine sehr genau definierte Belastung erfährt, kann er es sich
leisten, besonders dünn zu sein.

Wie schaffen es aber zwei Knochen, ein einziges Gelenk zu bilden, ohne sich dabei zu stören?

Indem sie sich aus dem Weg gehen. Denn letztlich ist für die
Funktion des Scharniergelenkes nur das Schienbein verantwortlich.
Es ist der tragende Gelenkanteil des Kniegelenkes. Nur logisch, dass

es die Kräfte, die vom Kniegelenk auf den Fuß übertragen werden müssen, weitergibt.

Das Wadenbein hält sich aus dieser Aufgabe fein heraus. Aber was hat es dann mit der Sprunggelenksgabel auf sich? Nun das Wadenbein, das bereits am Kniegelenk keine wesentliche Rolle spielt, hat am oberen Sprunggelenk auch nur eine einzige winzige Aufgabe. Aber die ist ziemlich wichtig. Obwohl das Sprunggelenk nur eine Scharnierbewegung ausführt und das Schienbein in diesem Scharniergelenk die Funktion der Hülse übernimmt, muss der Knochen des Fußes, der die Funktion der Achse übernimmt, so stabilisiert werden, dass er nicht nach innen oder außen herausrutschen kann. Auf der Innenseite macht es das Schienbein selbst und bildet dafür eine Nase, an der sich der Talus, so heißt der die Achse bildende Fußknochen, abstützen kann. Würde das Sprunggelenk aber durch eine weitere Nase auch auf der Außenseite das Herausrutschen des Talus aus der Sprunggelenksgabel verhindern wollen, ergäbe das eine sehr starre Konstruktion, in welcher der Talus gefangen wäre. Der Knorpel an diesen Stellen wäre extrem hoch belastet. Es muss also eine Konstruktion her, die weich ist und eher federnd den Talus immer wieder nach innen in seine Position drückt.

Jetzt kommt endlich das Wadenbein ins Spiel. Das hat nämlich die auf den ersten Blick banal erscheinende Aufgabe, durch einen kleinen Sporn zu verhindern, dass der Talus nach außen rutscht. Diese Aufgabe ist nicht nur wichtig, sie ist auch schwierig. Bei jeder kleinen Verkantung im Bereich des oberen Sprunggelenkes versucht der Talus, aus der Umklammerung der Sprunggelenksgabel zu entkommen. Er tritt also das Wadenbein ziemlich kräftig nach außen. Daher werden Wadenbein und Schienbein im Bereich der Sprunggelenksgabel durch kräftige Bänder miteinander verbunden (Abb. 9). Diese sogenannte Syndesmose hält einiges aus. Aber eben nicht alles. Was dann passiert, sehen wir später.

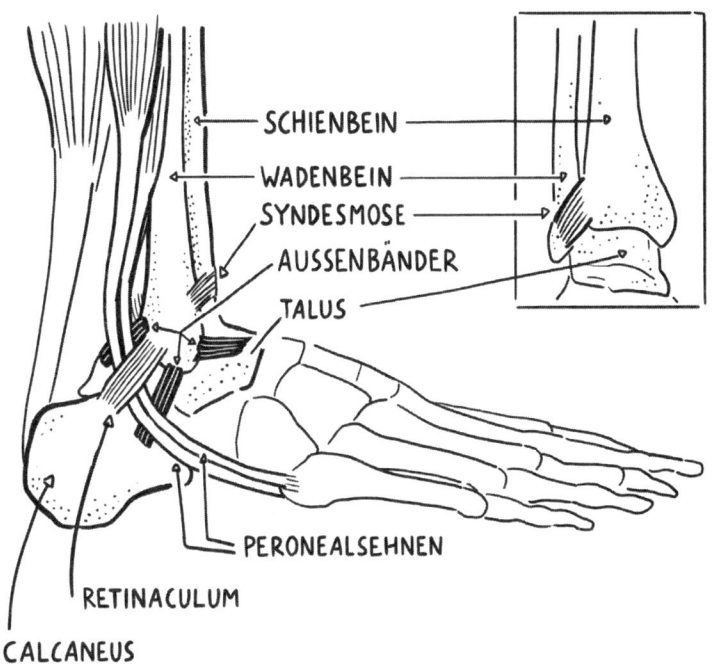

SCHIENBEIN

WADENBEIN

SYNDESMOSE

AUSSENBÄNDER

TALUS

PERONEALSEHNEN

RETINACULUM

CALCANEUS

Abb. 9: Der Fuß

Wir haben inzwischen gelernt, dass auf Gelenke, die sehr starr ihre Funktion verrichten, hohe Kräfte wirken. Denken wir nur daran, wie wir beim Tennisspielen oder beim Stolpern unseren Fuß verstauchen, also nach außen umknicken. Dann wird die Achse des oberen Sprunggelenkes, der Talus, in seiner Führung der Sprunggelenksgabel verkantet. Die Sprunggelenksgabel drückt es auseinander, der Talus wird aus ihr herausgezogen, vielleicht sogar herausgerissen. Damit so etwas nicht so leicht passiert, gibt es auf der Außenseite, dort, wo das Wadenbein seinen Dienst verrichtet, drei Bänder, die vom Wadenbein zu den Sprunggelenksknochen ziehen (Abb. 9). Und da kann so manches kaputtgehen.

Die Außenbandruptur

Die Außenbandruptur ist eine sehr häufige Verletzung. Das Umknicken im Sprunggelenk kann beim Abrutschen von einer Bordsteinkante oder einfach beim Laufen oder Joggen passieren. Der Fuß knickt nach innen weg. Es gibt aber auch Sportarten, bei denen diese Verletzung gehäuft vorkommt. Beim Tennisspielen, wenn mit einem Ausfallschritt der Ball noch erreicht werden soll. Oder beim Volleyball. Hochgesprungen, beim Landen natürlich nicht auf den Boden geguckt, den Aufprall quasi vergessen, deswegen alle Fuß- und Wadenmuskeln locker, etwas schräg mit dem Fuß aufgekommen, schon knickt er um. Ein Klassiker. Wenn die Bänder nur gedehnt sind, ist der Fuß lediglich verstaucht. In der Regel aber führt so ein Trauma zum Bänderriss.

Drei Bänder ziehen von der Spitze des Wadenbeins zu den Knochen des Sprunggelenks, dem Talus und dem Calcaneus. Eins zieht nach vorne, eins nach unten, eins nach hinten. Wenn etwas reißt, dann immer das vordere, manchmal das mittlere. Das hintere reißt so gut wie nie. Der Grund ist wohl, dass die Sprunggelenksgabel nach hinten etwas zusammenläuft und der Talus sich zwar leicht nach vorne, aber nur sehr schwer nach hinten aus der Sprunggelenksgabel heraus bewegen kann.

Die Außenbandruptur ist eine Domäne der konservativen Therapie. In einer entsprechenden Schiene werden die Bänder über einen Zeitraum von sechs Wochen entlastet, sodass sie wieder heilen können. Die Schiene erlaubt ein normales Gangbild. Das ist tatsächlich wichtig, weil diese normale physiologische Funktion des Sprunggelenkes einen Reiz für die Heilung der Bänder darstellt. Eine Operation ist in der Regel nicht erforderlich. Allenfalls bei der Ruptur des mittleren Bandes kann eine operative Revision infrage kommen, und das auch nur in Ausnahmefällen.

DER FUSS

Oh, der Fuß! Alles trampelt auf ihm herum. Dabei ist er so eine feine, gut durchdachte Konstruktion. Und so hilfsbereit. Ohne die vielen kleinen Fußwurzelknochen, sieben an der Zahl, die es zulassen, dass der Fuß in alle Richtungen verdreht und geknautscht werden kann, läuft es gar nicht. Das obere Sprunggelenk würde es bei jedem Schritt zerreißen, wenn die kleinen Fußwurzelknochen nicht so freundlich wären, all das Ungemach eines unkontrollierten Fußtrittes abzufedern.

Gott sei Dank stehen die Fußwurzelknochen nicht allein da. Sie sind nämlich nicht nur untereinander gelenkig verbunden, es gibt auch eine Gelenkverbindung zu den fünf Mittelfußknochen. An diesen sitzen unsere fünf Zehen. Also alles in allem genommen eine ziemlich laxe Angelegenheit. Wären es jedoch nur diese Gelenkverbindungen, die den Fuß zusammenhalten, wäre er schnell im wahrsten Sinne des Wortes ausgelatscht. Aber so ist es nicht. Im Gegenteil, ein kräftiges Band verläuft vom Fersenknochen bis fast an die Zehen. Dieses Band, die Plantaraponeurose, spannt den Fuß so auf, dass die Fußwurzelknochen zusammen mit den Mittelfußknochen einen Bogen bilden. Das sogenannte Längsgewölbe des Fußes. Treten wir fest auf den Boden auf, spannt sich die Plantaraponeurose an und hält den Knochenbogen, das Längsgewölbe, zusammen (Abb. 10).

Doch es wird noch besser. Würden nämlich alle fünf Mittelfußknochen an ihrem Ende, dort, wo die Zehen ansetzen, also an den Grundgelenken zwischen Mittelfußknochen und Zehen, zum gleichen Zeitpunkt auf den Boden treffen, wäre das bei jedem Schritt ein ziemlich harter Aufschlag. Um das zu verhindern, treffen beim Fußauftritt zunächst nur die Zehengrundgelenke der Großzehe und der kleinen Zehe auf den Boden auf. Die drei Grundgelenke dazwischen schweben in der Luft. Sie federn erst ein wenig nach und erst ganz am Schluss, kurz bevor der Fuß wieder vom Boden abgestoßen wird, drückt es sie fest auf den Boden. Dadurch wird unser Gangbild so federnd elastisch.

Dieses Gewölbe, das quer zum Fuß steht, nennt man das Quergewölbe (Abb. 10). Da es aber diese genialen Federeigenschaften aufweisen muss, kann kein festes Band wie die Plantaraponeurose zum Einsatz kommen, um es aufzuspannen. Es muss etwas Dynamisches her, etwas, was wir steuern können und die Federeigenschaften des Quergewölbes der Belastung anpasst. Schließlich ist es ein Unterschied, ob wir gemächlich dahinschlendern oder gerade an einem Marathonlauf teilnehmen. Eine solche dynamische Anpassung der Rigidität des Quergewölbes können tatsächlich nur Muskeln leisten. Muskeln, die sich anspannen und die je nach Anspannung die Federeigenschaften des Quergewölbes weicher oder härter werden lassen. Eine dynamische, regelbare Federkennlinie!

Der Ingenieur ist begeistert. Aber es ist wie in der Technik: Je komplizierter eine Mechanik ist, umso mehr kann kaputtgehen. Die Muskeln, die zwischen den Mittelfußknochen diese Arbeit übernehmen, müssen trainiert sein, sonst schaffen sie es nicht. Solange wir barfuß gehen, ist das kein Problem, die Muskeln trainieren sich von selbst. Ohne festes Schuhwerk verbiegt es den Fuß in alle Richtungen. Ständig müssen die Fußmuskeln das Quergewölbe korrigieren, die Muskeln des Unterschenkels den Auftritt stabilisieren, alles geht automatisch und die Muskeln werden so kräftig, wie sie sein müssen, um ihre Aufgabe zu leisten. Leider aber gehen wir nur noch selten barfuß. Was wir davon haben, werden wir gleich sehen.

Der Senk- und Spreizfuß

Das hat nämlich Folgen. Das Längsgewölbe hält zwar lange durch, die feste Plantaraponeurose lässt sich manches gefallen. Aber auch sie dehnt sich mit der Zeit auf, sodass es den Fuß immer mehr nach unten drückt. Ganz schlimm trifft es das Quergewölbe. Werden die kleinen Fußmuskeln im Bereich des Quergewölbes nicht benutzt, werden sie schwächer und können das Quergewölbe nicht mehr halten. Während man das Absinken des Längsgewölbes als Senkfuß bezeichnet, redet man beim Absinken des Quergewölbes von einem Spreizfuß. Meistens hat man beides mit Betonung auf dem Spreizfuß (Abb. 10).

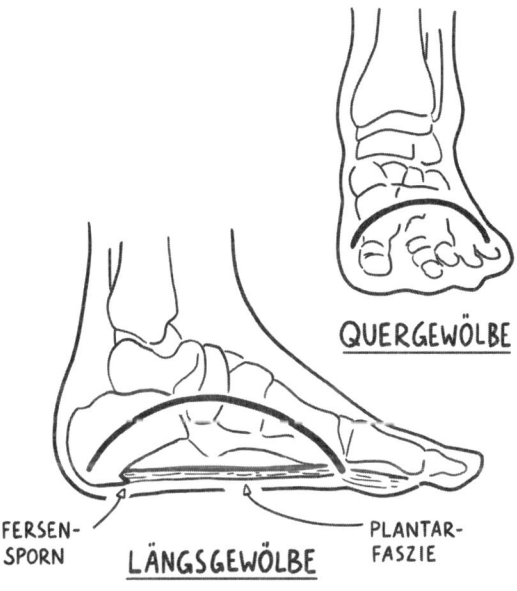

Abb. 10: Längs- und Quergewölbe des Fußes

Wenn man weiß, wie es geht, ist die Diagnose des Senk-Spreiz-fußes ein Kinderspiel. An sich selbst schaffen Sie das zwar nicht, aber bei der Person Ihres Vertrauens schon. Dabei schauen Sie sich die Füße dieser Person einmal genau von unten an, am besten im Liegen. Jetzt müssen Sie nur noch ein bisschen Detektiv spielen und die Indizien sammeln. Wir erinnern uns, der Fuß stützt sich

an drei Punkten ab, hinten an der Ferse sowie vorne an den Grundgelenken des ersten und des fünften Zehs. Durch den Druck auf
der Haut kommt es hier zu einem charakteristischen Schwielen-
muster, genau an diesen drei Punkten. Fehlen sie, deutet das auf
einen Senkfuß hin. Bei einem Spreizfuß dagegen bildet sich eine
kräftige Hornhaut an den Grundgelenken der Zehen 2 bis 4, mit
einer Ausprägung über dem Grundgelenk der dritten Zehe. Damit
ist die Diagnose klar und die Therapie lässt sich sehr einfach daraus
ableiten.

Natürlich müssen wir den Fuß stützen. Wir brauchen Einlagen. Die müssen aber auch das Richtige bewirken. Das Längsgewölbe braucht meistens gar nicht viel Unterstützung, dafür
aber das Quergewölbe. Hier müssen wir sehr vorsichtig vorgehen.
Würden wir eine Abstützpelotte direkt unter dem Grundgelenk
der dritten Zehe platzieren, dann würden wir das Quergewölbe
genau an seinem Ort der größten Fehlstellung korrigieren, aber
den Schmerz, den der Patient oder die Patientin bereits jetzt schon
in diesem Bereich hat, noch einmal sauber verstärken. Da wir das
selbstverständlich nicht wollen, gehört die Pelotte also in einem
Bereich angebracht, wo sie nicht stört, aber das Quergewölbe dennoch anheben kann. Die Pelotte wird also etwas nach hinten ver-
schoben und der Fußform angepasst. Auf diese Weise wird erstens
das Quergewölbe wiederhergestellt und zweitens der schmerzhafte
Schwielenbereich unter den Grundgelenken der zweiten bis vierten Zehe entlastet.

Tipp der Co-Autorin. Sie steigt regelmäßig mit ihrem Fuß-
quergewölbe auf einen Igel- oder Tennisball, um es wieder-
zubeleben. Es ist nämlich nicht mehr vorhanden. Bei der
Übung mit dem Ball lässt sich das Quergewölbe zumindest
nachempfinden. Es sollte sich quer über den Ball wölben. Wer
ein Gespür dafür hat oder bekommen möchte, kann auch

versuchen, die beiden Gelenkenden des Quergewölbes bewusst zusammenzuziehen, sodass die mittleren Gelenke sich abheben und tatsächlich eine Wölbung entsteht. Dabei aber nicht mit den Zehen krallen, es geht nicht um sie, sondern um die Muskulatur darunter. Die Übung ist schwieriger als ein Seitstütz, aber ebenso effektiv.

Der Hallux valgus

Die Abflachung des Quergewölbes hat weitere Konsequenzen. Der große Zeh bekommt dabei ein Problem. Seine Beugesehnen verlaufen bei einem Fuß mit einem anständigen Quergewölbe unterhalb des ersten Mittelfußknochens, also genau in der Achsenflucht der ersten Zehe. Rutscht aber der Fuß beim Spreizfuß auseinander, spreizen sich auch die Mittelfußknochen. Gleichzeitig wandert der große Zeh nach außen. Der Hallux valgus entsteht und mit ihm ein unschöner Knubbel. Das Mittelfußköpfchen ragt hervor. Und die Beugesehnen? Stehen nicht mehr in der Flucht und ziehen jetzt den großen Zeh, der für nichts etwas kann, weiter nach außen! Ein Teufelskreis. Hauptschuldiger ist das Schuhwerk. Vorne spitz ist schick, sicherlich, aber fragen Sie einmal Ihre große Zehe! Die findet das weder schick noch sinnvoll. Die Orthopädin und natürlich auch der Orthopäde schließen sich hier an (Abb. 11).

Die gute Nachricht ist, ein Hallux valgus tut nicht immer weh. Ihre High Heels müssen Sie dennoch wegwerfen, weil er dort nicht mehr hineinpasst. Was kann man tun? Zunächst das Quergewölbe mit Einlagen und Übungen wieder anheben. Übungen allein werden nicht reichen. Eine Rückstellung des Hallux valgus in die normale Position gelingt aber in der Regel auch durch Einlagen nicht. Mit Hallux-valgus-Schienen kann man versuchen, den Hallux, also

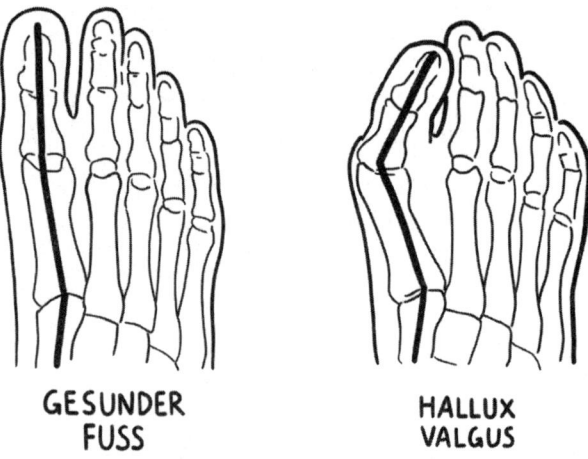

GESUNDER
FUSS

HALLUX
VALGUS

Abb. 11: Der Hallux valgus wird oft von falschem Schuhwerk verursacht

den großen Zeh, wieder in seine angestammte Lage zu zwingen.
Meistens werden diese Schienen nachts getragen. Meistens hel-
fen sie nicht. Zumindest wenn man als Erfolg dieser Therapie die
Begradigung des Zehs möchte. Aufhalten können sie die weitere
Fehlstellung in der Regel schon. Bei Schmerzen im Bereich des
Zehengrundgelenkes sind operative Korrekturen des Hallux valgus
möglich. Die Art der Operation richtet sich dabei nach den Win-
keln der Mittelfußknochen zueinander.

Füße in der Oper, eine Fußnote der Co-Autorin

Meine Füße sind okay, jeweils fünf Zehen, der kleine mit Rudimentärnagel, aber egal, mit Lack schauen sie fesch aus. Dennoch habe ich nie groß auf meine Füße geachtet. Niemand achtet groß auf seine Füße, bevor sie nicht wehtun. Sie liegen ja auch in Tierhäuten versteckt ganz unten. Dabei sind Füße ein konstruktives Wunder, sie sind zart gebaut und halten irre was aus, beim Joggen das Vierfache des eigenen Gewichts. Und sie sind erotisch, sonst gäbe es keine Fußfetischisten. Frauen setzen ihre Füße auf Männerbrüste, Männer bekommen kalte Füße, unter denen Frauen im Bett leiden. Füße haben es nicht leicht, es sei denn, alle Geschlechter nehmen die Kugelform Platons an. Dann genießen auch die Füße ihr Leben. Wer das nicht weiß, hat keine Ahnung von Füßen. Womit ich wieder bei mir selbst wäre. Füße besitzen zum Beispiel zwei Gewölbe, ein Längsgewölbe (das lasse ich mir noch angehen) und ein Quergewölbe (hatte lang keine Ahnung davon). Das Quergewölbe ist bei mir komplett eingebrochen, sagte die Yogalehrerin, und das Längsgewölbe unterentwickelt. Ich musste üben.

Dennoch hatte ich bis auf einen größeren Hallux links und einen unscheinbaren rechts keine Probleme mit meinen Füßen. Bis, ja, bis ich auf Peeptoes in die Oper schwebte. Was in den Peeptoes einer Herausforderung gleichkam. Meine armen Füße taten so weh, als würden sie auf dem Zahnfleisch gehen. Das war aber nichts im Vergleich mit ihrer Ruhestellung im dritten Rang, wo ich mich umgehend in eine von Aschenputtels Schwestern verwandelte, mit rohem Fleisch im Schuh. Am liebsten hätte ich mich in den Rinnstein gesetzt und bitterlich geweint, wie ich es einst in todschicken Yves-Saint-Laurent-Riemchensandalen getan hatte. Aus den Schuhen herausschlüpfen war aber keine Option, jede Frau weiß, dass man NIE wieder hineinkäme, wenn der Vorhang fiel.

Und dann? Stieg ich doch barfuß in die U-Bahn und zog keine Peeptoes mehr an und auch sonst keine High Heels mehr, aus Respekt vor meinen Füßen und in größter Verehrung von Gradiva, der voranschreitenden antiken Tauschwester, mit den wunderschönen baren Füßen. Sie war wahrscheinlich eine Moira, Schicksalsgöttin, die wusste, dass frau nur barfuß leichten Schrittes durchs Leben kommt.

Krallen- und Hammerzehen

Müssen nicht sein. Denn angeboren sind sie nicht. Im Gegenteil, die basteln wir uns selbst. Unter Krallen- und Hammerzehen verstehen wir das Zusammenziehen der zweiten bis fünften Zehe in einer typischen Beugefehlstellung. Meistens krallen sich die zweite und dritte Zehe ohne Sinn und Verstand in die Erde. Es kommt dazu, indem wir unser Quergewölbe sträflich vernachlässigen. Oder indem wir Schuhwerk tragen, das vorne nicht genügend Platz bietet. Eine interessante Möglichkeit, sich in kurzer Zeit veritable Krallen- und Hammerzehen zu verschaffen, ist auch, seine Schuhe, insbesondere Turnschuhe, in lässiger Weise nicht mehr zuzubinden. Da müssen die armen Zehen, insbesondere die Zehen zwei bis fünf, sich im Schuhwerk festkrallen. Es geht tatsächlich relativ schnell, bis sich daraus eine Beugekontraktur dieser Zehen entwickelt. Naheliegend, dass dieses Entstehungsmuster der Krallen- und Hammerzehen bei jüngeren Patientinnen und Patienten zu beobachten ist, während normalerweise die Krallen und Hammerzehen eher eine Sache der älteren Menschen sind.

Sprachliche Knochenbilder. Im Englischen bedeutet Toe-curling so viel wie: Das ist zum Zeheneinkringeln. Man sagt es, wenn eine Sache zum Schämen schlecht war. Dass Knochen Dinge tun oder empfinden, wenn uns etwas arg angeht, zeigt sich auch in deutschen Sprachwendungen wie „Ich habe mich bis auf die Knochen blamiert", „Du hast mir das Herz gebrochen" oder „Seine Worte gingen ihr durch Mark und Bein". Wir wetten Stein und Bein darauf, dass Ihnen noch weitere Sätze einfallen, die beweisen, dass unsere Gefühle nicht nur im Hirn und im Herzen, sondern auch in unseren Knochen beheimatet sind.

Nun, Prävention ist easy, die Therapie ist es nicht. Schuhe zu binden kann man lernen, zur Korrektur des Quergewölbes braucht es allerdings eine Orthopädin oder einen Orthopäden. Man kann versuchen, durch Dehnübungen die Kontraktur der Krallen- und Hammerzehen wieder zu lösen. Gelingt das nicht und drücken insbesondere die Mittelzehengelenke gegen den Schuh, entstehen die berühmten Hühneraugen. Bei leichten Krallen- und Hammerzehen wird man mit den Dehnübungen und der Anhebung des Quergewölbes eine ausreichende Korrektur erreichen. Bei wirklich kontrakten Krallen- und Hammerzehen lässt sich diese aber nur operativ erreichen.

Knochenkrankheiten, bildgebende Verfahren und die besten Therapien für Ihre Knochen

Wenn Knochen krank werden. Von Arthritis bis Osteoporose

Wie jedes lebende Gebilde kann auch der Knochen erkranken. Mit seinen Problemen, die meist Gelenkprobleme sind, beschäftigt sich die Orthopädin oder der Orthopäde Tag für Tag. Und nie ist ihm dabei langweilig, denn immer gibt es etwas Neues. Denken wir nur an die Knorpelzelltransplantationen. Vor dreißig Jahren hat noch kein Mensch daran gedacht und heute entwickeln sich diese Verfahren immer noch weiter. In der Endoprothetik hat man für den Kniegelenkersatz neue Methoden ausgetüftelt, wie man die natürlichen Bewegungen des Knies noch besser nachbilden kann. Gerade im Bereich der Patella hat man viel verstanden. Und überhaupt: Neue Materialien versprechen weniger Verschleiß, das betrifft sowohl das Knie als auch die Hüfte.

Die häufigsten orthopädischen Probleme haben wir schon im Rahmen der einzelnen Knochen, Gelenke und Bänder vorgestellt und auch auf Behandlungsmöglichkeiten hingewiesen. Da gewisse Grunderkrankungen und Begriffe an allen Gelenken immer wiederkehren, sollen sie hier noch einmal gesondert betrachtet werden. Die Osteoporose, die immer mehr an Bedeutung gewinnt, wird dabei besonders betrachtet, als systemische Knochenkrankheit hat sie eine Sonderstellung inne.

An dieser Stelle noch einmal der Hinweis: Dies ist kein Buch zur Selbsttherapie! Nur zum (Selbst-)Verständnis!

Arthrose. Der Gelenkverschleiß, der jeden trifft

Arthrose ist ein degenerativ bedingter Gelenkverschleiß, der jeden von uns im fortschreitenden Alter trifft. Natürlich nicht alle im gleichen Alter, dazu sind wir zu verschieden. Wir unterscheiden uns sogar in der chemischen Zusammensetzung unseres Gelenkknorpels. Außerdem geht jeder Mensch anders mit seinem Knochengerüst um, auch das beeinflusst den Verschleiß. Arthrose ist also keine Erkrankung im engeren Sinne, sondern beschreibt den „normalen" Abnützungsprozess an den Gelenkflächen. Trotzdem ist die Arthrose keineswegs banal, im Gegenteil, sie ist in der Regel sehr schmerzhaft und kann unbehandelt zur kompletten Immobilisierung führen. Die Schmerzen hängen damit zusammen, dass mit dem Knorpelverlust der Raum zwischen den Gelenken enger wird und im Extremfall Knochen an Knochen reibt.

Wie erkennt man eine fortgeschrittene Arthrose?

Zur Einschätzung des Schweregrads der Arthrose dient nach wie vor das konventionelle Röntgenbild. Als sogenanntes Summationsbild (s. u.) wird das gesamte Gelenk in einer Ebene abgebildet. Bereits 1957 haben Jonas H. Kellgren und John S. Lawrence eine Klassifikation anhand solcher Röntgenaufnahmen vorgeschlagen, die bis heute Gültigkeit besitzt. Stadium 0 bedeutet keine Arthrosezeichen. Bei Grad I ist ebenfalls nicht viel zu sehen, allenfalls kleine Knochenausziehungen am Rand des Gelenkes, die auf eine Überlastung des Knochens hinweisen. Diese sind bei Grad II deutlich sichtbar. Bei Grad III kommt eine Verschmälerung des Gelenkspalts hinzu. Wir erinnern uns: Der Gelenkspalt ist Sitz des Gelenkknorpels, eine sichtbare Verschmälerung des Gelenkspaltes bedeutet also eine Abnahme der Knorpeldicke. Bei Grad IV ist der Knorpel praktisch komplett verschwunden und darunter ist der Knochen dichter geworden. Sie wissen, diese Sklerosierung (= Verdichtung des Knochens) ist ein Zeichen der Knochenüberlastung.

Je nach Gelenk unterscheiden wir zwischen einer Coxarthrose (Hüftgelenkverschleiß), Gonarthrose (Kniegelenkverschleiß) und Omarthrose (Schultergelenkverschleiß), mit denen bereits die häufigsten Gelenkarthrosen benannt wären. Anhand der oben beschriebenen Schweregrade werden die therapeutischen Konzepte ausgerichtet. Meistens sind die Gelenke unterschiedlich stark von der Arthrose betroffen. Es gibt aber auch Menschen, bei denen fast jedes Gelenk arthrotisch wird, die Orthopädin oder der Orthopäde spricht dann von einer „Polyarthrose".

Nicht jede Arthrose ist schmerzhaft. Es gibt Fälle, bei denen der Gelenkknorpel komplett verschwunden ist, die Knochenflächen sich aber so „ineinandergeschliffen" haben, dass die betroffene Person damit ziemlich gut zurechtkommt. Zugegeben, das sind eher Ausnahmefälle. Diese sollte man dennoch im Auge haben, wenn es um die Frage einer Operation, insbesondere den Kunstgelenkersatz, geht. Kommt ein Patient oder eine Patientin trotz Arthrosegrad IV noch gut zurecht, sollte man nicht operieren. Weniger Schmerzen als keine Schmerzen geht nicht! Es gilt der einfache Grundsatz: Operiert wird der Mensch, nicht das Röntgenbild.

Aber es gibt auch Ausnahmen. Wenn nämlich der Knochen an Stabilität zu verlieren droht oder ein Knie immer mehr aus der

Achse gerät und ins X wandert, kann eine Operation auch bei mäßiger Schmerzsymptomatik sinnvoll sein. Diese Dinge sollten Sie mit der Orthopädin oder dem Orthopäden Ihres Vertrauens gut besprechen.

Arthritis

Im Unterschied zur Arthrose ist die Arthritis eine echte Erkrankung. Allerdings eine recht unspezifische, man kann ihr oftmals keine genaue Ursache zuschreiben. So bezeichnet sie zunächst einfach eine Gelenkentzündung, die zum Beispiel durch einen bakteriellen Infekt, eine Erkrankung aus dem rheumatischen Formenkreis oder reaktiv (ohne nachweisbare Keime im Gelenk) aufgrund von viralen oder bakteriellen Infekten an anderer Stelle des Körpers entstehen kann. Eine reaktive Arthritis kann auch noch Wochen nach einem viralen oder bakteriellen Infekt auftreten. Die Überlastung eines Gelenkes, arthrosegezeichnet oder nicht, die ebenfalls zu einer Schwellung führt, bezeichnet man weniger als Arthritis, sondern allenfalls als Gelenkentzündung.

Die Differenzierung, welche Ursache einer Arthritis zugrunde liegt, ist essenziell. Während eine bakterielle Arthritis (Keime im Gelenk) sofortiges und meist operatives Eingreifen erfordert, werden Arthritiden aus dem rheumatischen Formenkreis medikamentös und gegebenenfalls durch Punktionen sowie mit Injektionen, zum Beispiel mit Kortison, behandelt.

Im Röntgenbild kann der geübte Orthopäde oder die geübte Orthopädin die Arthritis von der Arthrose durchaus unterscheiden. Während der langwierige Prozess der Arthrose typische Knochenreaktionen, sogenannte Sklerosierungen, also Verdichtungen im Knochen, hervorruft, sind diese Knochenreaktionen bei der Arthritis deutlich schwächer ausgeprägt.

Achtung: Im Englischsprachigen wird zwischen Arthrose und Arthritis nicht unterschieden. Hier ist alles „arthritis". Bestenfalls findet man für Arthrose den Zusatz „degenerative arthritis".

> **Die Antike im Knochen.** Die Arthritiden. Das können doch nur Unheil bringende Schicksalsgöttinnen aus der griechischen Mythologie sein! So wie die Hesperiden, die den Baum mit den goldenen Äpfeln bewachen und ihn wahlweise ausplündern. Oder, noch viel fataler, die Atriden, auf denen ein schrecklicher Fluch lastet, müssen sie doch in jeder Generation mindestens einen Verwandtenmord ausbrüten. Lieber wären uns die Aphrodiden, die unsere Gelenke mit Liebe schmieren, aber die gibt es leider nicht. Übrigens kommt auch „Rheuma" aus dem Altgriechischen und bedeutet Fluss oder Strömung. Mit einem Ungleichgewicht der Körpersäfte erklärte man sich früher Krankheit und Leid.

Rheuma

Da Rheuma nicht gleich Rheuma ist und ganz unterschiedliche entzündliche und in der Regel autoimmun getriggerte Erkrankungen zu „Rheuma" führen können, werden unter der rheumatoiden Arthritis alle Arthritiden subsummiert, die man einer rheumatischen Erkrankung zuordnen kann. Ein verwirrender Satz, der eine verwirrende Anzahl von Krankheitsbildern nur andeutet und leider der Realität bei Rheuma entspricht. Daher redet man auch oft von „Arthritiden aus dem rheumatischen Formenkreis". Im Röntgenbild sieht man die typische (entzündlich bedingte) Verschmälerung des Gelenkspalts ohne Sklerosierung, da der Prozess so schnell verläuft, dass der Knochen mit einer Sklerosierung gar nicht nachkommt.

Osteoporose

Osteoporose (Knochenschwund) greift die Knochen an. Das wissen die meisten. Auch den Begriff kann man sich leicht zusammenreimen, aus griechisch Osteo für Knochen und -poros für Loch oder Pore. Osteoporose bezeichnet also ziemlich plastisch, was mit den Knochen passiert, wenn sie brüchig werden. Wer schon einmal ein Vorher-nachher-Bild etwa der Wirbelkörperspongiosa gesehen hat, ahnt, welche Katastrophe eine luftige Struktur für den Knochen bedeutet. Bei einer Osteoporose löst sich unser geliebtes Gerüst quasi von innen her auf, bevorzugt am Axialskelett, also der Wirbelsäule, aber auch an den Gliedmaßen. Bemerkt wird der schleichende Vorgang oft erst, wenn ein Knochen, meist ein Wirbel, eine Rippe oder der Oberschenkelhals bricht, wenn wir schrumpfen oder der Rücken grausam schmerzt.

Wie andere Gewebeerkrankungen auch, ist Osteoporose systemisch und multifaktoriell, das bedeutet, dass der Knochenverlust überall im Körper auftreten kann und komplexe Kausalzusammenhänge von Veranlagung und Lifestyle umfasst. Darüber hinaus betrifft der Substanzverlust nicht nur das Skelett, sondern ist mit einer schwächeren Muskulatur, einer nicht so guten Koordination und mangelhaftem Gleichgewicht verbandelt. Auch der Begriff der Sarkopenie, der den Niedergang von Muskeln bezeichnet, kommt plastisch daher, obwohl er nichts mit einem Sarg zu tun hat.

Nachlassende Muskelkräfte und brüchige Knochen, damit müssen wir alle im hohen Alter rechnen. Dennoch lohnt es sich, das Geschehen möglichst lang hinauszuzögern und das eigene Skelett samt Fleisch nicht vor der Zeit zu beerdigen. Mit einem aktiven Lebensstil, gesunder Ernährung, Kraftübungen und gegebenenfalls Medikamenten kann man einer Osteoporose vorbeugen. Auch eine manifeste Osteoporose lässt sich behandeln.

Wann spricht man von einer manifesten Osteoporose? In unserem Knochengerüst findet die Osteoporose meist schon länger statt, aber erst wenn sich die Erkrankung in einem Knochenbruch manifestiert, spricht die Medizin von einer Erkrankung. Dann liegt eine manifeste Osteoporose vor, die behandelt gehört.

Was geschieht in den Knochen bei Osteoporose?

Bei einer Osteoporose verliert nicht nur die harte Schale, die Kortikalis, an Dichte, sondern es verdünnisiert sich auch das feine Geäst der Knochenbälkchen. Unter dem Elektronenmikroskop sehen die Trabekel aus wie ein abstraktes Kunstwerk, man erkennt aber auch genau die Bruchstellen, an denen das Knochengebälk porös wird. Warum ist diese wunderschöne Architektur so besonders anfällig für Osteoporose? Wie wir bereits gelernt haben, geschieht der Knochenumbau zu großen Teilen im Knocheninnern. Während der kortikale Knochen jährlich nur zu 2,5 Prozent umgerüstet wird, sind es in der Spongiosa, der schwammartigen Knochensubstanz, 25 Prozent. Da Spongiosa kaum im Schaft von Röhrenknochen, sondern vermehrt in der Lendenwirbelsäule, in der Ferse, im Bereich von Oberschenkelhals und -knochen sowie am Unterarm vorkommt, sind diese Strukturen besonders anfällig.

Ursachen der Osteoporose

Zum Minus in der Knochenbilanz kommt es nicht nur durch pathologische Prozesse wie die der Osteoporose, sondern auch ganz natürlich durchs Altern. Mehr oder weniger ab dem dreißigsten Lebensjahr verlieren wir Jahr für Jahr ein Prozent Knochenmasse. Nur wenn der Verlust das physiologische Minus des Knochenabbaus deutlich überschreitet, spricht man von einer (zunächst) Osteopenie und (später) einer Osteoporose. Die Ursachen für den beschleunigten Knochenabbau sind im Prinzip die gleichen, die auch für den altersgemäßen Abbau sorgen: ein Mangel an Belastung, ein niedrigerer Stoffwechsel, Abnutzungs- und Mangelerscheinungen. Es gibt nicht die eine Ursache für Osteoporose, sondern ein ganzes Ursachenbündel kommt in Frage. Die offensichtlichste Ursache ist die Gabe eines Medikaments, etwa von Kortison, das den Knochenabbau beschleunigt, oder das Vorliegen einer Erkrankung mit knochenschädigendem Potenzial. Hinzu kommen Bewegungsmangel, Untergewicht, zu wenig Vitamin D, nährstoffarme Ernährung sowie familiäre Veranlagung. Umgekehrt ist es aber nicht so, dass man selbst für seine Osteoporose verantwortlich ist, nur weil man nie Krafttraining betrieben hat oder keine Milch mag. Osteoporose kann jede und jeden treffen, auch Menschen mit einem vorbildlichen Lebenswandel. Selbstvorwürfe sind hier also fehl am Platz.

Starke Knochen in Jugend und Alter. Wer in seiner Jugend die höchstmögliche Knochendichte erreicht hat, kann länger von diesem Schatz zehren. Man nennt sie „peak bone mass", die persönliche Spitze an Knochenstärke, die jeder erreichen kann, der sich in seiner Jugend ausreichend (möglichst draußen) bewegt und gut ernährt hat. Ab dem Alter von etwa dreißig Jahren wird die Knochenmasse langsam abgebaut. Dass der Abbau bei Schwerelosigkeit (und keinem Druck von außen) erheblich sein kann, zeigen Knochenmessungen bei Astronauten. Sie verlieren in ihrer Raumkapsel ein Prozent Knochenmasse. Wohlgemerkt im Monat, nicht im Jahr!

Diagnose. Die Knochendichtemessung

Die Osteoporose-Diagnostik ist kein aufwendiges Verfahren, vor dem man Respekt hat wie vor der (notwendigen) Darmspiegelung. Das Problem ist eher, dass die Diagnostik gar nicht oder oftmals sehr spät erfolgt. Warum sollte man eine Krankheit diagnostizieren, die noch keine Probleme macht und in diesem Sinn auch noch gar keine Krankheit ist?

Oftmals werden erste Anzeichen fehlinterpretiert. Bei Rückenschmerzen etwa denken viele Betroffene eher an Verspannung als an Osteoporose. Außerdem zahlen die Krankenkassen die Knochendichtemessung erst, wenn ein Knochenbruch oder eine Sinterung in der Wirbelsäule erfolgt ist. Dennoch raten die meisten Experten, sich frühzeitig um eine Knochendichtemessung zu kümmern. Sie tut nicht weh, ist nicht schädlich (minimalste Strahlenbelastung), dauert nur zehn Minuten und kostet wenig. Hängt die Osteoporose mit einer weiteren Erkrankung wie einem Diabetes vom Typ 1 oder einer entzündlichen Darmerkrankung zusammen, wird die Ärztin oder der Arzt eine Knochendichtemessung sowieso veranlassen.

Achtung: Wenn Sie eine Frau sowie eine zarte Person sind und zudem bereits Ihre Mutter unter Osteoporose litt, sollten Sie Ihre Knochendichte frühzeitig (am besten in den Wechseljahren) messen lassen. Der Zusammenhang zwischen weiblichen Geschlechtshormonen beziehungsweise deren Ausfall und Osteoporose gilt als gesichert. Männer trifft es lebenszeitlich später mit dem Rückgang von Testosteron.

Tipp: Auf den Internetseiten des Dachverbands der Selbsthilfegruppen (OSD Osteoporose Selbsthilfegruppen Dachverband e. V.) finden Sie einen Osteoporose-Test zur Selbsteinschätzung, der bereits sehr aussagekräftig ist.

Wie funktioniert die Knochendichtemessung? Der minerali-sche Gehalt und somit die Stärke unserer Knochen lässt sich messen, und zwar sowohl in der Kortikalis als auch in der Spongiosa. Die Untersuchung wird mit schwacher Röntgen-strahlung durchgeführt, die noch unter der Strahlung eines innereuropäischen Fluges liegt. Heraus kommt ein Messwert, der weltweit medizinisch anerkannt ist, die „Bone Mineral Den-sity" (BMD), zu Deutsch Knochendichte. Ob es sich um eine Osteoporose handelt, gibt der sogenannte T-Wert an, der im Vergleich mit einer gesunden Knochendichte berechnet wird. Da unsere Knochen im Verlauf des Lebens unterschiedlichen Belastungen ausgesetzt sind, sucht man sich bei der Messung Strukturen aus, die besonders anfällig für Osteoporose sind. Das sind meist Lendenwirbelsäule und Hüfte.

Nach WHO-Einschätzung gilt ein T-Wert
- bis -1 als normal
- zwischen -1 und -2,5 als vermindert (Osteopenie)
- gleich oder kleiner als -2,5 als Osteoporose

Kann man Osteoporose vorbeugen?

Definitiv. Zur Prophylaxe von Osteoporose, aber auch von Arthro-se sollte man sich viel und belastungsreich bewegen. Tun Sie also am besten das, was Sie sowieso schon für Herz und Kreislauf tun, und setzen Sie noch ein kleines Krafttraining on top. Die Knochen brauchen mechanische Impulse für ihren Um- und Aufbau, daher sollten Sie ihnen zwei- bis dreimal pro Woche Aktivitäten gegen die Schwerkraft gönnen. Lassen Sie Ihre Muskeln gegen die Knochen beim Krafttraining antreten. Strampeln Sie mit dem Fahrrad einen Berg hoch oder machen Sie Liegestützen. Auch sanftes Federn und

Hüpfen mag unser Beingestell bis hinauf zur Wirbelsäule gern. Wer fit ist, geht aufs Trampolin, wem das zu viel ist, auf die Vibrationsplatte. Nur Schwimmen ist weniger geeignet, weil hier die Schwerkraft fehlt.

Was ist mit Ernährung?

Gleich nach den Bewegungstipps folgen in der medizinischen Leitlinie zur Osteoporose Ernährungsempfehlungen, aber zunächst nicht zu Kalzium und Vitamin D, wie man erwarten könnte, sondern zum Thema Untergewicht. Man sollte nicht zu dünn sein, wenn man eine Osteoporose vermeiden möchte, ein Body-Mass-Index unter 20 kg/m² ist schlecht für die Knochenbildung. Häufige Diäten und der Schlankheitswahn sind vor allem in der Jugend Gift für die Knochen, da ist die Studienlage eindeutig. Den Zusammenhang erklärt man sich multifaktoriell. Einmal versiegt bei Fettmangel die Östrogenproduktion, was nicht nur den weiblichen Zyklus, sondern auch das Knochenwachstum (und dieses nachhaltig) stört. Zudem lastet das Gewicht von Körperfett und Muskeln auf den Knochen und zieht ein bisschen an ihnen. Das lieben sie! Und drittens schützt ein kleines Fettpolster zwar nicht vor Stürzen, jedoch vor Knochenbrüchen durch Stürze. Aber nicht zu viel des Guten, eine Adipositas (= Fettleibigkeit) verschlimmert Osteoporose.

Achtung Knochenräuber. Wer raucht, schädigt seine Knochen. Nikotin ist der schlimmste Knochenräuber, noch vor Alkoholabusus und Couch-Potato-Dasein. Studien zeigen einen hohen Anteil vor allem männlicher Osteoporose-Betroffener, die ein Päckchen pro Tag rauchen oder geraucht haben. Man erklärt sich den Zusammenhang mit der schlechteren Durchblutung aller Gewebe, so auch der Knochen, durchs Rauchen. Sauerstoffmangel macht es jedem Stoffwechsel schwer. Auch ist die chronisch obstruktive Lungenkrankheit (COPD), unter der viele Raucher leiden, ein Risikofaktor für Osteoporose.

Osteoporose-Behandlung. Was hilft?

Die gute Nachricht ist, Osteoporose lässt sich behandeln. Allerdings ist die Behandlung langwierig. Sie besteht aus folgenden Komponenten:

Kalzium und Vitamin D

Zur Basisbehandlung bei Osteoporose gehört die Einnahme von Kalzium und Vitamin D. Zur Erinnerung: Kalzium kann nur in ausreichender Menge aus dem Darm in den Körper aufgenommen werden, wenn der „Schleuser" Vitamin D ebenfalls in ausreichender Menge vorhanden ist. Das allermeiste Vitamin D gewinnt der Körper mithilfe von Sonnenlicht selbst. Für Patientinnen und Patienten, die einen entsprechenden Mangel aufweisen, empfiehlt die Leitlinie 1000 mg Kalzium sowie 800 bis 1000 Einheiten Vitamin D3 täglich. Dabei wird Kalzium nicht wahllos zugeführt, sondern der Bedarf anhand der Ernährungsgewohnheiten ermittelt. Grundsätzlich ist es günstiger, Kalzium mit der Nahrung aufzunehmen, als das Mineral medikamentös zuzusetzen. Auf www.gesundheitsinformation.de finden Sie einen Kalziumrechner, mit dem Sie ermitteln können, ob Ihre durchschnittliche Ernährung den täglichen Kalziumbedarf deckt.

Was ist Vitamin D3? Vitamin D3 oder Cholecalciferol ist die Form von Vitamin D, die in unserem Körper die zentrale Rolle spielt. Wenn man von Vitamin D spricht oder es verordnet, ist Vitamin D3 immer mitgemeint und auch in den frei verkäuflichen Präparaten meist enthalten. Vitamin D oder D3 wird mithilfe von UVB-Strahlen in der Haut gebildet und ist als Hormon an unterschiedlichen Stoffwechselprozessen, so auch am Knochenaufbau aktiv beteiligt.

Was braucht es noch in der Ernährung bei Osteoporose?

Wie wichtig sind weitere Vitamine, Spurenelemente und Mineralstoffe? Tatsächlich existiert nur für Vitamin D und Kalzium sowie am Rande noch für Vitamin K eine wissenschaftliche Evidenz, das bedeutet eine erfolgversprechende Studienlage. Vitamin K ist ebenfalls eine Sammelbezeichnung für verschiedene K-Vitamine, wobei K2 insbesondere für den Knochenumbau zuständig ist. Wer in den vergangenen Jahren in den USA war, wird die Berge von Grünkohlsprossen (kale) bestaunt haben, die in den Supermärkten ausliegen. Grünkohl enthält Vitamin K und schützt Knochen, aber auch Gefäße (vor Arteriosklerose). B-Vitamine, Folsäure, Kalium und grüner Tee beeinflussen Osteoporose nicht nachweislich, sind aber deswegen nicht weniger gesund, als sie es schon immer waren. Auch bei Osteoporose sollte man sich abwechslungsreich ernähren, sprich, nicht nur von Parmesan und Sonne leben, sondern auch auf die anderen Nähr- und Vitalstoffe achten.

Osteoporose-Medikamente

Bei der Osteoporose-Behandlung geht es mehr ums Vorbeugen als ums Heilen. Es gibt aber auch Medikamente, die den Knochenverlust aufhalten. Sie können Knochenbrüche um bis zu fünfzig, manche sagen auch, um bis zu siebzig Prozent reduzieren. Das tun sie, indem sie in die molekularen Mechanismen des Knochenstoffwechsels eingreifen und ihn über Antiresorptiva, Hormone des Kalziumstoffwechsels, Antikörper sowie weitere Mittel regulieren beziehungsweise wieder auf die gute Knochenumsatzbahn bringen. Am besten erforscht und vor allem an der Wirbelsäule gut wirksam sind sogenannte Bisphosphonate. Sie sind das Mittel der ersten Wahl oder auch der Goldstandard und heißen antiresorptiv, weil sie den Knochenabbau verringern. Antiresorptiv sind aber auch Kalzium, Vitamin D, Östrogene sowie weitere Substanzen. Zum Verständnis: Resorptiv bedeutet im Fall der Osteoporose knochenabbauend, antiresorptiv ist alles, was diesen Vorgang aufhält.

Für die Verordnung von Anti-Osteoporotika ist nicht nur die Knochendichte ausschlaggebend, sondern auch das individuelle Knochenbruchrisiko. Dieses lässt sich mit dem FRAX-Rechner[6] herausbekommen. Er bezieht dabei Größen wie Alter und Geschlecht, das im Vergleich zur Körpergröße geringe Gewicht sowie etliche weitere Faktoren in seine Berechnungen ein. Erst nach dieser Risikoeinschätzung kommen Medikamente wie Bisphosphonate zum Zug.

Wie wirken Bisphosphonate (BPs)? Bisphosphonate reduzieren den Knochenabbau, aber wie sie das tun, ist hochkomplex und bisher nicht vollständig geklärt. Sie lagern sich relativ rasch nach der Einnahme fest auf der Knochenoberfläche an und behindern dort die Tätigkeit der Osteoklasten. In der Folge werden weniger Osteoklasten rekrutiert, die dann auch weniger am Knochen herumholzen können. Weil Osteoklasten und Osteoblasten, also Max und Moritz, immer schauen, was der jeweils andere so treibt, reguliert sich unter der Medikation mit BPs der gesamte Knochenstoffwechsel herunter. Das ist auch der Grund, warum man die Therapie mit Bisphosphonaten nach einigen Jahren aussetzt.

Hormonersatztherapie (HET)

Östrogene und Gestagene werden heutzutage Frauen in der Postmenopause nur noch verordnet, wenn sie unter Beschwerden wie Hitzewallungen leiden. Da hilft die Einnahme von Geschlechtshormonen, die während der Wechseljahre heruntergefahren werden, in der Regel gut. Wer sich zu einer HET nach der Menopause entschließt, tut aber auch etwas für die eigenen Knochen. Setzt man allerdings die Geschlechtshormone ab, fällt die Knochendichte wieder auf den ursprünglichen Stand ab.

Osteoporose und Psyche

Die Osteoporose-Leitlinie betont die Notwendigkeit einer psychosozialen Betreuung der betroffenen Personen. Das ist wichtig, weil aus Angst vor Stürzen manchmal jede Bewegung vermieden wird und dann erst recht Stürze erfolgen. Dabei lässt sich ein besseres Gleichgewicht durchaus trainieren, was wiederum die Psyche positiv beeinflusst. Es ist leichter gesagt als getan, aber verlieren Sie nicht Ihre Zuversicht! Ein ausgeglichenes Gemüt wirkt sich positiv auf die Knochengesundheit aus, auch diesen Zusammenhang belegen Studien. Besprechen Sie sich mit Ihrer Ärztin oder Ihrem Arzt über Ihre Möglichkeiten der Bewegung. Oftmals helfen diese auch mit praktischen Tipps für den Alltag mit Osteoporose. Das ist keinesfalls übergriffig, sondern ihrer langjährigen Erfahrung geschuldet. Medizinische Hilfsmittel wie Rollatoren oder Hüftprotektoren haben nicht selten Schlimmeres verhindert. Benützen Sie sie, um sich sicher zu bewegen.

Achtung: Die Behandlung sollte in jedem Fall medizinisch abgesprochen werden. Das gilt auch für die Dosierung, die Dauer der

Behandlung, Gegenanzeigen sowie eventuelle Nebenwirkungen der Medikamente.

Quellen: Seiten des Osteoporose-Selbsthilfe-Dachverbands. www. osd-ev.org. DVO-Leitlinie 2017 zur Prophylaxe, Diagnostik und Therapie der Osteoporose. Man kann die Leitlinie, wie fast alle medizinischen Leitlinien über Krankheiten und ihre Behandlung, im Internet einsehen. Fachliche Beratung: Dr. Isa Feist-Pagenstert

Interview mit Dr. Isa Feist-Pagenstert, *Osteologin und Leiterin des Schwerpunktes Osteologie an der Klinik und Poliklinik für Orthopädie, Physikalische Medizin und Rehabilitation der LMU, stellv. Leiterin des interdisziplinären Osteologischen Schwerpunktzentrums der LMU.*

Gibt es ein erstes Anzeichen für Osteoporose, unter dem die meisten Menschen leiden?

Erstes Anzeichen könnte ein Größenverlust des Patienten sein, häufig bemerkt man das an zu lang gewordenen Hosen oder dass man im Alltag Gegenstände auf Schränken oder Regalen nicht mehr erreichen kann, die man vor einigen Jahren noch erreichen konnte. Eine zunehmende Verkrümmung vor allem der Brustwirbelsäule ist ebenfalls ein Anzeichen für Osteoporose, sie entsteht durch Einbrüche und keilförmige Veränderungen an vorderen Bereichen der Wirbelsäule. Ein weiterer Hinweis für das Vorliegen einer Osteoporose kann eine Häufung von Frakturen an kleineren Knochen sein, die oft nicht als bedrohlich empfunden werden.

In welchem Krankheitsstadium kommen Patientinnen und Patienten mit Osteoporose zu Ihnen?

Die Aufmerksamkeit der niedergelassenen Kollegen und der Bevölkerung gegenüber den Knochenstoffwechselstörungen hat in den letzten Jahren zugenommen. Somit kommen immer mehr Patientinnen und Patienten auch in frühen Stadien zur Diagnostik. Das eröffnet uns einen großen Spielraum zur Therapie mit all ihren präventiven und therapeutischen Möglichkeiten. Dennoch gibt es nach wie vor eine große Anzahl an Patienten, die erst mit dem Auftreten der ersten pathologischen Fraktur vom Vorhandensein ihrer Erkrankung erfahren. Die manifeste Osteoporose erfordert dann meist ein langfristiges Therapieregime.

Ist das zu spät?

Es ist nie zu spät, mit einer Therapie der Osteoporose zu beginnen. Die basistherapeutischen und medikamentösen Optionen ermöglichen uns einen weiten Spielraum, um das richtige Therapieregime und Medikament für die individuellen Anforderungen der Patienten zu finden. Auch wenn die erste Fraktur nicht verhindert werden konnte, können doch mit den heute zur Verfügung stehenden Medikamenten und multimodalen Therapieoptionen in aller Regel Folgefrakturen effektiv vermieden werden.

Sollte jede und jeder einmal im Leben seine Knochen screenen lassen (mit der DXA-Messung)? Ab welchem Alter?

Es sollte sich jede und jeder mindestens einmal im Leben im Gespräch mit seinem Hausarzt mit der Frage auseinandersetzen, ob sie oder er ein individuelles Risiko für eine Osteoporose hat. Auch bei einem kleinen Risiko sollte dann eine Basisdiagnostik aus einer knochenspezifisch relevanten Blutuntersuchung und einer DXA, einer Knochendichtemessung, erfolgen. Wenn Familienangehörige an einer Osteoporose erkrankt sind oder waren, sollte man bei Frauen mit etwa fünfundvierzig sowie Männern mit fünfundfünfzig Jahren ebenfalls eine Basisdiagnostik machen.

Ist Osteoporose auch für Männer ein häufiges Problem?

Frauen erkranken etwa viermal so häufig wie Männer an einer Osteoporose. Männer haben also ein wesentlich geringeres Risiko. Das Problem daran ist, dass viele Männer einfach nicht mit der Erkrankung rechnen und daher auch weniger auf Warnhinweise achten. Sie erhalten ihre Diagnose erst, wenn es zur ersten Fraktur gekommen ist.

Stimmt es, dass man eine Osteoporose am kraftlosen Handschlag erkennen kann?

Man kann die Osteoporose natürlich nicht an einem kraftlosen Handschlag erkennen. Es gibt jedoch eine klinische Funktionsprüfung, welche die Handkraft der Patienten im Seitenvergleich misst. Schlechte Handkraftwerte korrelieren mit einer Verringerung der Gesamtkörperstabilität, die wiederum mit einer Sturzgefahr zusammenhängt. Insofern spielt die Handkraft schon eine Rolle.

Ist eine Osteoporose im Frühstadium heilbar?

Eine postmenopausale Osteoporose ist nicht heilbar. Die therapeutischen Möglichkeiten erlauben es uns jedoch, bei frühem Erkennen sowohl den Knochenabbau zu verlangsamen und teilweise aufzuhalten als auch in den meisten Fällen das Auftreten von Frakturen zu verhindern.

Was sind Bagatelltraumata?

Hiermit sind Traumata gemeint, die nur leicht sind und bei gesundem Knochen nicht ausgereicht hätten, um das (Zer-)Brechen oder die Fraktur eines Knochens herbeizuführen. Ein Anstoßen an einen Gegenstand, das Heben eines Gewichtes oder auch ein Sturz aus der Körperhöhe gelten als inadäquate Traumata für das Entstehen einer Fraktur. Frakturen, die nach solchen Ereignissen auftreten, sind pathologische Frakturen, also Frakturen, die mit einer Krankheit zusammenhängen.

Warum bedeutet ein erster Sturz beziehungsweise ein erster Knochenbruch meist, dass weitere Stürze und Brüche zu erwarten sind?

Hier spielen verschiedene Faktoren eine Rolle: Eine vorliegende Gangunsicherheit oder auch ein vorangegangener Sturz verändert häufig die individuelle Sicht der Patienten auf ihre eigene

Stabilität und führt dadurch zu Sturzangst. Dabei ist die Sturzangst selbst bereits ein Parameter für weitere Fallereignisse, wie Studien nahelegen. Es zeigte sich, dass Patienten mit einer Sturzangst signifikant häufiger stürzen als diejenigen, die sich sicher fühlen. Zudem führt Angst zu einem Vermeidungsverhalten, man geht also weniger nach draußen und bewegt sich auch weniger. Ein weiterer wichtiger Faktor ist der mit dem Sturz verbundene Schmerz. Sowohl der Schmerz an sich als auch die durch ihn hervorgerufene Bewegungseinschränkung sowie ein Schonverhalten führen zumindest zeitweilig zu Immobilisation. Daher ist eine effektive Schmerztherapie, die aus diesem Teufelskreis wieder hinaushilft, ebenfalls wichtig.

Was sollte man tun, wenn die Osteoporose manifest ist, also schon erste Beschwerden verursacht hat?
Man sollte sich einen zertifizierten Osteologen suchen, der gemeinsam mit dem Patienten ein individuelles Therapiekonzept aus Basistherapie, Funktionstherapie sowie spezifischer medikamentöser Therapie erstellt. Zum Glück stehen uns mit den heutigen Methoden therapeutische Optionen für nahezu jede Befundkonstellation zur Verfügung.

Welches Training empfehlen Sie Ihren Patientinnen und Patienten bei manifester Osteoporose?
Da gibt es kein Konzept, das für alle gleichermaßen funktioniert. Lernen Sie unter physiotherapeutischer Supervision die Übungen kennen, die Ihnen jetzt guttun. Für die langfristige Strategie sind wöchentliche Sportgruppen mit dem Schwerpunkt Osteoporose sinnvoll. Liegt schon eine Gangunsicherheit, Sturzangst oder Sturzgefahr vor, sollte man Ergotherapie mit Koordinations- und Gleichgewichtstraining kombinieren. In unseren strukturierten Programmen sehen wir ebenso wie in ungezählten

Untersuchungen, dass Gleichgewicht und Koordination bis ins hohe Lebensalter mit gutem Erfolg zu trainieren sind.

Kann man Osteoporose aufhalten und sogar rückgängig machen?
Man kann die Osteoporose aufhalten und unter bestimmten Voraussetzungen bessert sich die Knochendichte auch. Eine Heilung gibt es jedoch bislang nicht. Die durch Medikamente gewonnene Knochendichte fällt nach einer gewissen Zeit und je nach Medikament früher oder später wieder auf ihren „kranken" Ausgangswert zurück. Die Hauptaufgabe der Osteoporosetherapie ist auch gar nicht die Verbesserung der Knochendichte, sondern vielmehr die Vermeidung der Fraktur. Hier kann man mit einem gesunden Lebensstil und vor allem Bewegung und Training mindestens so viel erreichen wie mit einer verbesserten Knochendichte.

Was empfehlen Sie bei Laktoseintoleranz zu essen beziehungsweise zu trinken?
Nüsse, grünes Gemüse und kalziumreiche Mineralwässer sind gute Alternativen zu Milchprodukten. Reformhäuser bieten heute eine große laktosefreie Produktpalette. Im Zweifel muss man dann doch zu dem ungeliebten Kalziumsubstrat greifen.

Noch ein ultimativer Tipp für die Knochengesundheit von Ihnen?
Mein Tipp ist, sich für Ihren Körper und die Knochen zu interessieren. Dann kommen Sie unweigerlich zu den Informationen, die Ihnen sagen, was dem Knochen guttut und was nicht. Suchen Sie sich einen Sport, der Ihnen Spaß macht, und wenn es nur tägliches Spazierengehen ist. Bleiben Sie dabei. Ich habe viel Respekt für die über Achtzigjährigen, die sich bei uns vorstellen und immer noch mehr wissen wollen über Übungen und Ideen, sich zu bewegen und aktiv zu bleiben. Sie sind der lebende Beweis dafür, dass ihr Aufwand sich lohnt.

Bildgebung. Wenn die klinische Untersuchung an ihre Grenzen stößt

Grundsätzlich gilt, ohne klinische Untersuchung geht bei einer vernünftigen Orthopädin oder einem vernünftigen Orthopäden gar nichts! Klinisch meint hier: hands on! Viele Diagnosen kann man mit Erfahrung ertasten oder durch klinische Tests herausarbeiten. Meniskus- und Kreuzbandverletzungen oder das Impingement der Schulter lassen sich durch gute Untersuchungstechniken ziemlich sicher diagnostizieren. Ist das Krankheitsbild eingegrenzt, kann es sinnvoll sein, dieses durch eine sogenannte Bildgebung zu verifizieren. Auch wenn eine Operation geplant ist, ist eine Bildgebung zur Planung derselben in aller Regel erforderlich.

Das konventionelle Röntgenbild

Das ist das Standardverfahren. Die Strahlenbelastung konnte in den letzten Jahren deutlich reduziert werden, sodass – auch im Vergleich zur „natürlichen" Strahlenbelastung aus dem Kosmos – die Ängste davor weniger geworden sind.

Beim Röntgen handelt es sich um eine „Summationsaufnahme". Der gesamte dreidimensionale Knochen wird auf eine zweidimensionale Ebene projiziert. Was vorne ist, überlagert sich also mit dem, was dahinter ist. Scheint ein Nachteil zu sein, ist aber weit weniger schlimm als befürchtet. Die erfahrene Orthopädin oder der erfahrene Orthopäde kennt schließlich die Dreidimensionalität der Strukturen und kann aus dem Summationsbild wichtige, manchmal sogar bessere Schlüsse ziehen als mit einem anderen bildgebenden Verfahren. Mit dem Röntgen können jedoch nur knöcherne Strukturen abgebildet werden.

Die Sonographie

Sonographie, oder Ultraschalluntersuchung, kann dagegen nur Weichteile abbilden, also Muskeln, Sehnen und Bänder oder auch Organe. Wo Knochen erscheint, gibt sie auf. Daher kann man bei Säuglingen die Hüfte (zur Diagnose einer Hüftdysplasie) auch nur so lange schallen, wie der Hüftkopf nicht verknöchert ist. Nach circa einem Jahr geht da nicht mehr viel. Hüfte und Schulter sind die eigentliche Domäne der Sonographie, aber auch an anderen Gelenken wird sie zunehmend eingesetzt. Nur mit Schallwellen und ganz ohne Strahlung kann man hier oft gute Diagnosen stellen.

Die Computertomographie (CT)

Im Vergleich zum konventionellen Röntgenbild benötigt die Computertomographie recht viel Strahlung. Dafür gewinnt man einen guten dreidimensionalen Einblick speziell in knöcherne Strukturen. Metall im Körper stört das CT grundsätzlich nicht, allerdings gehen die Röntgenstrahlen dort nicht so leicht hindurch, sodass man nur mit spezieller Software vernünftige Bilder im Bereich der Metallteile erhält. Für Weichteildiagnostik ist das CT hingegen weniger gut geeignet.

Die Magnetresonanztomographie (MRT)

MRT ist der Weichteilfreak und kommt ganz ohne Strahlung aus. Dafür verwendet sie ein starkes Magnetfeld, das nur durch extrem gekühlte elektrische Spulen erzeugt werden kann. Bei einem so starken Magnetfeld dürfen keine magnetischen Metalle im Raum sein, die fliegen sonst durch die Gegend. Metalle im Körper sind oft kein Problem, allerdings muss man das im Einzelfall, wie auch bei einem Herzschrittmacher, mit einer Fachkraft aus der Radiologie vorher abklären.

Will man allerdings im Bereich eines Kunstgelenkes (da ist ja viel Metall) etwas erkennen, wird es schwierig. Auch wenn die Metalle im Körper eine Untersuchung in der Regel zulassen, kann es zu so großen Störungen des Magnetfeldes (sogenannte Artefakte) kommen, dass man in der Nähe der Metalle nur dann etwas erkennt, wenn mit speziellen Softwareprogrammen eine Korrektur durchgeführt wird.

Die Szintigraphie

Szintigraphie ist wichtig, um einen entzündlichen Prozess im Knochen oder in den Weichteilen zu erkennen. Hierzu wird eine leicht radioaktive Substanz injiziert und lagert sich da an, wo der Stoffwechsel im Knochen oder den Weichteilen besonders hoch ist. Die radioaktiven Substanzen werden später über die Niere wieder ausgeschieden, sie muss also gut funktionieren. Junge Frauen im gebärfähigen Alter sollten bedenken, dass die Ausscheidungswege an den Eierstöcken vorbeiführen, also eine gewisse Strahlenbelastung in diesem Bereich erfolgt.

Die besten Therapien für Ihre Knochen.
Was bietet die Medizin? Was können Sie selbst tun?

Nachdem wir gelernt haben, was so alles verrutschen kann im Körper, wollen wir uns den Möglichkeiten der „Reparatur" zuwenden. Grundsätzlich wird die Orthopädin oder der Orthopäde zunächst immer versuchen, das zu vermeiden, was wir als Erstes besprechen, nämlich den operativen Eingriff. Hier ist die Zusammenarbeit mit

Physiotherapeuten, Masseuren und Ergotherapeuten überaus wichtig. Man muss aber wissen, dass sich im Laufe der Jahre das Spezialistentum auch bei den Orthopädinnen und Orthopäden immer mehr verbreitet hat. Längst kann nicht mehr jede und jeder alles. Auch die Trennung zwischen „konservativer" und „operativer" Orthopädie ist inzwischen zu kurz gegriffen. Es gibt im Gegenteil immer mehr Orthopädinnen und Orthopäden, die nur noch Kunstgelenke operieren, während sich andere auf Wirbelsäulen spezialisieren und wieder andere Meister der Arthroskopie sind oder sich im Operieren von Füßen oder Schultern hervortun. Dann gibt es die Gruppe von Orthopäden, denen jede OP ein Gräuel ist. Da wird geknackst und infiltriert, was das Zeug hält. Und wenn man aus Sicht all dieser Spezialisten den perfekten Hammer in der begnadeten Hand hält, na ja, dann ist eben alles der dazu passende Nagel … Sie sehen, es kommt sehr darauf an, wen Sie um Rat fragen. Leicht ist das alles nicht. Damit Sie aber besser verstehen, welche verschiedenen Behandlungsmöglichkeiten es gibt, gehen wir die wichtigsten im Folgenden zusammen durch.

Die wichtigsten operativen Verfahren

Grundsätzlich unterscheidet man zwischen arthroskopischen und offenen Verfahren.

Die Arthroskopie

Dies ist die kleinstmögliche und schonendste Art der Operation und wird oft auch als „Knopflochchirurgie" bezeichnet. Erforderlich sind mindestens zwei jeweils sehr kleine Hautschnitte (etwa 0,5 bis 1,0 Zentimeter). Durch den einen Schnitt wird eine kleine Kamera in das Gelenk eingeführt, durch den anderen schiebt man kleine Instrumente wie Stanzen oder Fräsen, mit denen man den eigentlichen Eingriff durchführt. Dieses Verfahren kann man inzwischen an fast allen Gelenken einsetzen, am häufigsten werden das Knie, die Schulter, die Hüfte und das obere Sprunggelenk arthroskopiert. Je nach Eingriff wird die volle Funktionsfähigkeit sehr schnell, oft schon nach ein bis zwei Wochen wiedererlangt.

Die arthroskopisch assistierte Operation

Manchmal reicht die reine Arthroskopie nicht aus. Das ist etwa der Fall, wenn bei einer vorderen Kreuzbandruptur die Entnahme der geeigneten Sehne, die man zum Ersatz des Kreuzbandes braucht, über einen zusätzlichen Hautschnitt erfolgt. Das Einziehen und Befestigen der Sehne im Gelenk erfolgen dann arthroskopisch.

Die offene Operation

Nicht alles geht arthroskopisch, der Ersatz eines Gelenkes durch ein Kunstgelenk zum Beispiel. Da braucht es mehr Platz, zum einen für die Übersicht, zum anderen, weil allein die Implantate eine gewisse Größe haben und irgendwie in den Körper gebracht werden müssen. Offene Operationen erlauben dem Operateur aber auch eine gute Übersicht und Orientierung, haben also Vorteile.

Mini open

Manchmal reicht ein ganz kleiner Hautschnitt aus. Man bezeichnet eine solche Operation als „mini open". Ein solch kleiner Zugang ist zum Beispiel bei der Rekonstruktion der Rotatorenmanschette an der Schulter hilfreich, wenn der Defekt sehr groß und ungünstig gelegen ist, sodass man ihn arthroskopisch schlecht versorgen kann.

Die minimalinvasive Operation

Schon immer haben Operateure danach gestrebt, bei einer Operation möglichst wenig Schaden an Muskulatur oder anderen Strukturen anzurichten. Diese Bemühungen haben auch die Hautschnitte immer kleiner werden lassen. Der Begriff „minimalinvasiv" ist als „neue" Operationsmethode in der Endoprothetik, also dem Kunstgelenkersatz, eingeführt worden. Tatsächlich ist der Name „minimalinvasiv" ein wenig irreführend, da man ihn mit arthroskopischen Eingriffen verwechseln kann, die man auch gerne mal als minimalinvasiv bezeichnet. Viele Chirurginnen und Chirurgen würden sich mit dem Begriff „less invasive" besser fühlen, muss doch der Hautschnitt mindestens so groß sein, dass die Implantate hindurchpassen.

Wichtiger als die Länge des Hautschnittes ist, was darunter geschieht. Inzwischen gibt es eine Vielzahl sogenannter minimalinvasiver Zugänge, die alle Vor-, aber auch Nachteile haben. Hier sollte man sich mit der Orthopädin oder dem Orthopäden seines Vertrauens gut besprechen.

Die navigierte Operation

Je kleiner der Hautschnitt, umso schwieriger die Orientierung. Daher scheint es auf den ersten Blick sehr verlockend, sich bei der OP „navigieren" zu lassen. Hierüber gehen die Meinungen allerdings weit auseinander. Dem einen hilft's, die andere kommt ohne Navigation sehr gut zurecht und kann der betroffenen Person den Mehraufwand (und in der Regel auch eine längere Narkosezeit) ersparen. Es gibt jedoch inzwischen sehr ausgefeilte Navigations-verfahren und patientenindividuell angefertigte Schnittschablonen, die im Einzelfall sehr hilfreich sein können. Auch hier gilt: Fragen Sie die Orthopädin oder den Orthopäden Ihres Vertrauens!

Sind Kunstgelenke ein Segen? Das kommt darauf an. Sicher ist, dass viele Menschen ohne ein Kunstgelenk, meist an der Hüfte oder im Knie, die letzten Jahre ihres Lebens im Rollstuhl fristen müssten. Ganz klar ein Segen. Wenn man sich aber die Komplikationsmöglichkeiten vor Augen führt, denken wir allein an die Infektionsgefahr, kann man Zweifel bekommen. Auch wenn man bedenkt, dass der Kunstgelenkersatz nie eine Dauerlösung ist, also nicht die „Heilung" von einer „Erkrankung" bedeutet, sondern alle Kunstgelenke eines Tages auslockern und ausgetauscht werden müssen, wird klar: Nachdenken kommt vor der OP! Die Abwägung, ob ein Kunstgelenkersatz wirklich schon erforderlich ist oder ob nicht eine konservative Therapie einige Jahre überbrücken kann, welches Kunstgelenk in der individuellen Situation das am besten geeignete ist, ob der neueste hippe „minimalinvasive" Zugang wirklich der beste ist, das alles würde ein eigenes Buch füllen. Das Allerwichtigste aber (und leider auch das Allerschwierigste) ist: Finden Sie den Orthopäden oder die Orthopädin Ihres Vertrauens! Das Inter-net ist dabei nicht immer der beste Ratgeber.

Die wichtigsten nichtoperativen oder auch konservativen Heilverfahren

Wie wir in der folgenden kleinen Geschichte der Orthopädie er-fahren können, spielen der Einsatz der Hände, aber auch technische

Hilfsmittel von Anfang an eine entscheidende Rolle. Das ist bis heute so – und sollte auch so bleiben.

Chirotherapie

Die Chirotherapie arbeitet wie die Osteopathie mit den Händen, ja sie trägt die Hände sogar in ihrem Namen (altgriechisch „cheir" bedeutet Hand). Die Chirotherapie konzentriert sich auf die Gelenke, bei denen sich Blockaden einstellen können. Die Wirbelsäule ist der Klassiker, die schon oft erwähnten kleinen Wirbelgelenke, die an den Wirbelkörpern ansetzenden Rippen oder auch das Iliosakralgelenk sind Gelenke, die per se nur sehr wenig Bewegung zulassen, das Iliosakralgelenk fast gar keine. Derartige Gelenke zeichnen sich durch zerklüftete Gelenkflächen aus, die beim Übereinanderrutschen „verhaken", sprich, blockieren können.

Vereinfacht zusammengefasst, versucht die Chirotherapie, derartige Blockaden zu lösen. Mit speziellen Griffen wird zunächst eine „Vorspannung" aufgebaut und dann mit einem kleinen Impuls die Blockade gelöst. Dies ist oft mit einem hörbaren Knacken verbunden.

Chronische Wirbelsäulenleiden, die nicht durch einen „eingeklemmten" Nerv, bedingt etwa durch einen Bandscheibenvorfall, verursacht sind, lassen sich oft erfolgreich chirotherapeutisch behandeln. Sind die Beschwerden dagegen vornehmlich durch eine Nervenkompression, insbesondere durch einen frei flottierenden sogenannten sequestrierten Bandscheibenvorfall verursacht, bei dem sich der weiche Kern von der Bandscheibe gelöst hat, sollte auf eine chirotherapeutische Behandlung verzichtet werden. Ansonsten kann es durchaus zu einer Befundverschlechterung kommen. Daher ist die kompetente Untersuchung der betroffenen Person vor einer solchen Behandlung zwingend.

Da es sich um kleinste Verhakelungen handelt, sind drastische Bemerkungen wie „Mir hat's den Wirbelkörper rausgehauen und der Chirotherapeut hat ihn mir wieder eingerenkt" eine gewisse Übertreibung, die Orthopäden und Orthopädinnen, Chirotherapeutinnen und Chirotherapeuten gleichermaßen schmunzeln lässt.

Knochensetzer, Chiropraktiker, Chirotherapeuten. Wer ist was? Tatsächlich machten Knochensetzer in der Vergangenheit das, was sich später zur Chiropraktik bzw. -therapie entwickelte. Sie renkten und kugelten ein. Heute gehört die Chiropraktik zum Beruf des Heilpraktikers. Wer sich dort behandeln lassen möchte, sollte vorsichtshalber eine ärztliche Diagnose sowie die Röntgenaufnahme seiner Wirbelsäule mitbringen. Chirotherapeuten und -therapeutinnen hingegen dürfen sich Ärzte und Ärztinnen beziehungsweise Physiotherapeuten und -therapeutinnen mit einer mindestens zweijährigen Zusatzausbildung nennen, die sie an einer spezialisierten Schule absolviert haben. In der Schweiz ist die Chiropraktik ein anerkanntes Heilverfahren für die Behandlung von Wirbelsäulenproblemen sowie Beschwerden des Bewegungsapparats. Hierzu durchläuft man eine universitäre Ausbildung und ist dem Arzt / der Ärztin gleichgestellt.

Manuelle Therapie

Die manuelle Therapie behandelt, wie der Name schon sagt, ebenfalls mit den Händen. Es geht um das Lösen von Bewegungseinschränkungen der Wirbelsäule, wie sie im Hals-Nacken-Bereich, aber auch in der Brust- und Lendenwirbelsäule vorkommen. Menschen mit Rückenschmerzen, Kribbeln und Lähmungsgefühlen an den Gliedmaßen, aber auch mit Kopfschmerzen, Tinnitus oder Kieferproblemen profitieren von diesen gezielten Bewegungen. Auch Funktionsstörungen an den Gelenken behandelt die manuelle Therapie, indem sie verkürzte Strukturen dehnt und insgesamt alles beweglicher macht. Besondere Aufmerksamkeit erfahren dabei schmerzsensible Triggerpunkte, Bereiche, die besonders schmerzempfindlich oder schmerzauslösend sind. Durch ihre Bearbeitung lassen sich punktuelle Schmerzen sowie das verspannte Gewebe um sie herum lockern. Der Bewegungsradius wird wieder erweitert.

Das Gute an der manuellen Therapie ist, dass man sie zum Teil selbst ausführen kann. Für den Rücken braucht es beispielsweise nur einen Igelball und eine Wand sowie die Kenntnis der eigenen Schmerzpunkte. Es gibt verschiedene Schulen der manuellen Therapie, etwa das McKenzie-Konzept, in dem aktive Übungen wichtiger sind als passive Behandlungstechniken. Ziel der Behandlung sind wieder gut zusammenarbeitende Gelenke, Muskeln und Nerven. Von einer übergeordneten Lebenskraft ist nicht die Rede.

Was sind Triggerpunkte? Wer Migräne hat, kennt sie genau, aber auch Menschen mit Rücken- oder Hüftschmerzen wissen meist, wo ihre neuralgischen Punkte sitzen. Meist sind es Ansatzpunkte von Muskeln und Sehnen an Knochen und Gelenken, die sensibel auf Berührung reagieren. Die manuelle Therapie bearbeitet diese Punkte schon immer, medizinisch erwiesen ist, dass der Druck auf Schmerzpunkte den Schmerz tatsächlich wegnimmt. Leider aber oft nur, solange fest gedrückt wird.

Was ist der Unterschied zwischen manueller Therapie und Krankengymnastik? Beide Verfahren arbeiten mit der aktiven und passiven Beteiligung der Betroffenen. Physiotherapeuten mit der Zulassung zur Manualtherapie haben allerdings eine höhere Qualifikation als Krankengymnasten – und ihre Leistungen werden von der Krankenkasse auch höher vergütet.

Physiotherapie

Sie ist ein weites Feld, was damit zu tun hat, dass sie Bewegungstherapie (Beweglichkeit, Ausdauer, Kraft) und physikalische Therapie (Massage, Elektrotherapie, Wärmebehandlung usw.) in unterschiedlichen Ausrichtungen umfasst. Dabei kümmert sich die Physiotherapie nicht nur um den Bewegungsapparat, sondern ist auch präventiv etwa in Sachen Herz-Kreislauf unterwegs. Grob lässt sich sagen, dass alles, was dem Körper an Bewegung guttut und ihn vor Gebrechen schützt beziehungsweise ihn nach Traumata und Eingriffen mobilisiert, zur Physiotherapie gehört. Schon die alten Griechen und Römer kannten äußerliche Anwendungen und körperliche Ertüchtigung zur Gesundheitspflege, die indische Lehre vom Ayurveda heilt mit Yoga, Nahrung und Massagen, das chinesische Qigong erdet Körper und Geist mit Meditation in fließender Bewegung. Unsere westliche Gymnastik, seit einigen Jahren wieder an und mit Geräten tätig, stärkt Muskeln, Koordination und Gelenkigkeit. Als „Heilbehandlung mit den Händen" versteht sich die Physiotherapie als Ergänzung, aber auch als eigenständiger Stützpfeiler einer medizinischen Behandlung. Physiotherapeutinnen und -therapeuten spüren mit ihren Händen eventuelle Fehl- und Schonhaltungen auf und sind auch diagnostisch tätig. Ob ihre Ausbildung zukünftig ausschließlich an Hochschulen und Universitäten stattfindet, wie es der Deutsche Verband für Physiotherapie fordert, muss die Politik noch entscheiden.

Kleine Geschichte der Heilgymnastik. Die heilsame Rolle der Gymnastik trat (nach Jahrhunderten der Vernachlässigung) erst im Zeitalter der Aufklärung wieder zutage. Es war ein französischer Chirurg, der erstmalig gymnastische Übungen mit orthopädischer Behandlung verband. Jaques Mathieu Delpech (1777–1832), übrigens der Onkel des Orthopädiemechanikers Johann Georg Heine, war der Begründer des ersten orthopädischen Gymnastikstudios in Montpellier, wo seine Kranken an speziellen Geräten, Seilen und Strickleitern turnten. Aus den Heilgymnastinnen der vorletzten Jahrhundertwende – einem der ersten anerkannten Frauenberufe – wurden die Krankengymnasten der 1930er bis 1990er Jahre, bis sich 1994 der Begriff der Physiotherapie auch in Deutschland durchsetzte.

Der Hype um Faszien – viel Lärm um nichts?

Faszientraining, -stretching oder -tuning, Fa-Yo (Faszien-Yoga) und Hartschaumrolle ... Eine Weile schien es, als hätte die gesamte Fitness- und Wellness-Szene nur noch die weißen Häutchen im Sinn, die unsere Muskulatur umspannen. Sie würden uns von weitverbreiteten Übeln befreien, von Arthrose, Cellulite, Rücken- und Kopfschmerzen, hieß es, man müsse nur die Verklebungen in ihrem Kollagengeflecht lösen, dann würde das schmerzfreie Leben beginnen. Die Faszien, vulgo das Bindegewebe, traten frisch gebadet auf den Plan, um sich mit Yoga, Pilates und Osteopathie zu verbinden.

Dabei war das Bindegewebe schon immer da. Bereits Leonardo da Vinci hat es bei seinen Sektionen entdeckt. Die Anatomie ordnet ihm eine Reihe faszialer Strukturen unter, darunter die derbe Plantarfaszie, die unsere Fußsohle unterfüttert, oder das vielschichtige Fasziensystem am Hals. Faszie bedeutet Band, Binde oder Verbund und charakterisiert damit ganz gut das Material, das von unterschiedlicher Festigkeit ist. Allerdings ist nicht alles Faszie, was Binde- oder Stützgewebe ist. Unsere beinharten Knochen etwa stammen ebenfalls vom Mesenchym (dem embryonalen Bindegewebe) ab, wie auch Sehnen, Kapseln und Bänder, und sind dennoch keine Faszien. Auch dass unser Bindegewebe gut durchblutet ist und Schmerz wahrnimmt, ist nichts Neues. In manchem ähnelt es der Haut, unserem größten Sinnesorgan. Da es viel zusammenhalten muss, ist es nur viel faseriger.

Was bringt es, die Faszien zu trainieren? Das weiß der Himmel.[7] Sicher ist allein, dass man die Faszien, wenn man Sport treibt, sowieso immer mittrainiert. Auch wenn man Muskeln und Muskelgruppen massiert oder sonst wie bearbeitet, etwa durch Triggerpunktmassage, Akupressur oder Osteopathie, bearbeitet man die Faszie mit. Insbesondere die schmerzhaften Triggerpunkte entlang unserer Wirbelsäule lieben manuelle Behandlung, und bestimmt ist es ihnen egal, ob sie nun fasziale Crosslinks oder eben Triggerpunkte heißen. Druck auf diese Punkte löst Verspannungen und Schmerzen. Dass sich die netzartige Struktur in den Faszien oder deren Verbackung dadurch grundsätzlich ändert, ist dennoch fraglich. Das natürliche Durcheinander von Kollagen- und Elastinfasern, wie es unsere Faszien aufweisen, lässt sich nicht so leicht von außen neu sortieren.

An den Strukturen zu rütteln, wie es beim Hüpfen oder Federn im Rahmen des Faszientrainings empfohlen wird, kann aber nicht schaden. Alle Gewebe lockern sich und den Knochen freut sanftes (bodennahes) Hüpfen bis ins fortgeschrittene Alter sowieso. Positiv an den Faszien ist auch, dass sie uns wieder ans Dehnen erinnert haben. Die Muskelsehnen-Fasziensträge an den Gliedmaßen dehnt man im Sport von jeher, im Yoga oder Pilates sowieso. Günstig sind langkettige Dehnübungen, zum Beispiel des seitlichen Rumpfs vom erhobenen Arm an bis in die Ferse. Auch das beugt Verspannung und Schmerz vor. Vielen tut zudem eine verschärfte (und schmerzhafte) Dehnung auf der harten Faszienrolle gut. Hier sollte man nur aufpassen, dass man nicht gegen den venösen Blutfluss, sondern immer zum Herzen hin arbeitet. Denn auch die Blutgefäße sind bei jedem Training mit von der Partie und die Nerven sowieso.

Mal sehen, wer der nächste Heilsbringer am Fitnesshimmel wird. Tippen wir mal auf Knochen.[8]

Komplementärmedizin. Was bringt sie für Knochen und Gelenke?

Komplementärmedizin ist meist Erfahrungsmedizin, das heißt, es gibt keine oder doch bedeutend weniger studienbasierte Evidenz als in der wissenschaftlichen Medizin. Dafür gehen Betroffene oft innerlich gestärkt und mit weniger Beschwerden aus den alternativen Sitzungen hervor. Die Verfahren der Osteopathie sowie Akupunktur und Akupressur ergänzen die klassischen Verfahren der Orthopädie. Orthopädinnen und Orthopäden haben in der Regel ein sechsjähriges Studium plus eine fünf- bis sechsjährige Assistenzarztzeit hinter sich, aber auch Osteopathinnen und Osteopathen durchlaufen, wenn sie gut sein wollen, längere Ausbildungswege.

Viele komplementäre Therapieangebote zur Orthopädie knüpfen an die Traditionelle Chinesische Medizin (TCM) oder auch indische Ayurveda an. Die Ausbildungszeiten für derartige Therapieangebote sind jedoch bedeutend kürzer und betragen oft nur wenige Wochen. Die universellen Lebenskräfte Qi, Ki und Prana (oder Kundalini), die jedem Menschen in ihren unterschiedlichen Ausdrucksformen, Chakren und Meridianen zur Verfügung stehen, prägen die asiatischen Heilverfahren. Sie erinnern wiederum an die antiken und mittelalterlichen Heilkunden mit ihren Dämpfen und Säften, deren Dysbalance im Körper einst für Krankheit verantwortlich gemacht wurde. Wir stellen die vielversprechendsten Heilverfahren der Komplementärmedizin kritisch vor. Reine Glaubenssachen wie Reiki und Fernheilung bleiben außen vor.

Osteopathie

„Find it, fix it and leave it alone." (Andrew Taylor Still)[9]

Die Osteopathie (dt. Knochenleiden) trägt den Knochen bereits im Namen. Tatsächlich ging ihr Begründer, der amerikanische Arzt Andrew Taylor Still (1828–1917), davon aus, dass der Bewegungsapparat am Anfang vieler Leiden steht. An seinen Gelenken, Sehnen, Muskeln und Bändern müsse man ansetzen, um Blockaden zu lösen und den Durchfluss von Blut und Lymphe zu erleichtern. Ist das geschafft, würde sich der Körper selbst heilen können. Still war überzeugt, dass sich Fieber, Ischias, Rheuma, Gicht und Husten ohne Medikamente besserten, wenn die Säfte im Körper wieder zirkulierten und auch die Nervenbahnen frei wären. Dazu muss man allerdings sagen, dass man damals noch mit Aderlass, Quecksilber und Arsen „kurierte". Die Osteopathie war (wie die Homöopathie) zu der Zeit noch ein echter Ausweg aus einer heroischen Schulmedizin, die Schlimmes mit Schlimmem bekämpfte.

Als Sohn eines Methodistenpredigers in den Südstaaten der USA aufgewachsen, war Still von fruhester Kindheit an von Natur und Wildnis umgeben. Er begleitete seinen Vater auf die Jagd, zerwirkte Wild und bekam später in einem Indianerreservat die Gelegenheit zur Leichensektion. Ihn faszinierte die Anatomie des Körpers, dieser erschien ihm wie eine perfekte Maschine, die man nur ordentlich warten müsse. Er verstand also sein Fach und vertraute im Übrigen auf Gottes Geist, der den Körper heilsam durchfloss.

Moderne Osteopathinnen und Osteopathen mit einer guten Ausbildung, wie sie in den USA üblich, aber auch bei uns möglich ist, verfügen über ein umfassendes Anatomie- und Physiologiewissen, das sie insbesondere in der parietalen Osteopathie mit Gewinn einsetzen. Die parietale Osteopathie kümmert sich um muskuloskelettale Probleme, also um Funktionsstörungen bei Muskeln und Sehnen, Knochen, Gelenken und Bändern. Die anderen Bereiche der Osteopathie, die viszerale Osteopathie und die kraniosakrale Therapie, behandeln Organe und so flüchtige Gegenstände wie den „Atem" des Liquors (im zentralen Nervensystem), der den Körper durchpulst. Beide lassen sich wissenschaftlich nur unvollständig beziehungsweise im Fall der kraniosakralen Therapie überhaupt nicht belegen. Zur parietalen Osteopathie kommen Menschen nach Unfällen und OPs, aber auch bei chronischen Beschwerden wie Rückenschmerzen und Haltungsschäden. Viele Sportler nutzen die Osteopathie für ihre Gesundheit.

In der Osteopathie werden mit den Händen Fehlstellungen und Blockaden ausfindig gemacht, um sie dann manuell zu lösen. Die Rolle der Faszien wird dabei gern etwas überbetont, wie überhaupt die ursächliche Rolle unseres Bewegungsapparats und vor allem der Wirbelsäule für alle möglichen, insbesondere neurologischen Probleme, überschätzt wird.

Dennoch können Betroffene von den geschulten Händen der Osteopathinnen und Osteopathen profitieren. Wo sich Verspannungen am Bewegungsapparat lockern und Schmerzen nach einem Unfall oder der OP dank der Behandlung bessern, entspannt auch die Psyche, was sich wiederum positiv auf orthopädische Probleme auswirkt. Wie die manuelle Therapie gibt die osteopathische Behandlung den Anstoß in Richtung bewusster Muskelentspannung und anschließendem Training für ein besseres Körpergefühl.

Was ist kraniosakrale Therapie? Das manuelle Verfahren beschäftigt sich – wie der Name schon sagt – mit dem Schädel (cranium) und dem Kreuzbein (os sacrum). Zwischen diesen beiden Polen pulst oder atmet eine rhythmische Bewegung im Liquor (Hirnflüssigkeit), die es in der Therapie auszugleichen gilt. Dann verschwinden Verspannungen im Nacken und der Lendenwirbelsäule, aber auch nichtorthopädische Probleme wie durch Zauberhand. Den Liquor, der unser Zentrales

Nervensystem aus Gehirn und Rückenmark schützt, gibt es tatsächlich, allerdings ist seine Bewegung (Pulsieren oder Atmen) ebenso Spekulation wie die Heilwirkung seiner Bearbeitung.

Achtung: Osteopath oder Osteopathin darf sich in Deutschland jeder Mensch mit einer Heilberechtigung nennen, also der Heilpraktiker mit kurzer Zusatzausbildung in Osteopathie ebenso wie die Orthopädin. Am meisten Ahnung von der Sache dürften Physiotherapeuten mit langjähriger Zusatzausbildung in Osteopathie haben. Ihnen ist die Feinarbeit mit ihren Händen bestens vertraut.

Akupunktur & Akupressur

Während es den manuellen Therapien vor allem um die Behandlung physiologischer Strukturen und das Wiederherstellen von Beweglichkeit geht, fokussieren die Verfahren der Traditionellen Chinesischen Medizin (TCM) auf einen inneren Energieausgleich. Ziel ist auch hier, Blockaden zu lösen und den Körper zur Selbstheilung anzuregen, das Mittel aber ist die Arbeit mit dem Qi (Atem, Lebenskraft, Energie). Dafür werden Leitbahnen des Qi (Meridiane) an bestimmten Punkten der Körperoberfläche durch Nadeleinstiche aktiviert oder auch beruhigt. Bei der Akupressur sind es im Prinzip dieselben Punkte, die auch im Zuge der Akupunktur angesteuert werden. Dort liegen tatsächlich sogenannte Drucksensoren, also Stellen, wo sich Nerven und Gefäße unter der Haut bündeln. Nicht zufällig sind das oftmals genau die Orte, wo auch die schmerzsensiblen Triggerpunkte sitzen. Sie durch Nadeln zu beeinflussen erscheint medizinisch schlüssig. Das Prinzip der TCM mit den Leitbahnen im und am Körper kann man hingegen glauben oder nicht. Fakt ist, dass noch niemand Leitbahnen des Qi nachweisen konnte. Zudem sind wissenschaftliche Studien schwierig „doppelblind" durchzuführen, da ja die Personen mit den Nadeln wissen, worum es sich handelt, und daher nicht wirklich „blind" gegenüber der Behandlung sind.

Akupunktur und Akupressur können auch ohne chinesische Kräuter Erfolge erzielen, die aber nach wie vor nicht wissenschaftlich abgesichert sind. Studien belegen zwar eine Wirksamkeit, zeigen aber auch, dass es letztlich egal ist, wohin die Nadeln gesetzt werden. Zumindest legt das eine große Metastudie aus 33 Einzelstudien an insgesamt 8270 Patienten nah, die unter chronischen Kreuzschmerzen litten und sich mit Akupunktur behandeln ließen.[10]

Wann zahlt die Krankenkasse für Akupunktur? Kassenversicherte müssen in der Regel ihre Akupunkturbehandlung selbst bezahlen. Allerdings gibt es Ausnahmen für chronischen Schmerzen, die seit mindestens sechs Monaten bestehen. Dann erstattet die Kasse bis zu zehn Behandlungen der Lendenwirbelsäule oder auch des Knies (Kniegelenksarthrose). Für weitere Erstattungsmöglichkeiten erkundigen Sie sich bitte bei Ihrer Kasse.[11]

Knochengesunde Bewegung & Ernährung

„Mir tun meine Knochen weh, aber mir ist wohler sie zu bewegen, als sie herumliegen zu lassen." (Franz Dobler)[12]

Es folgt, was Sie ab sofort selbst für Ihre Knochen tun können. Das Gute dabei: Wenn Sie sich knochengesund bewegen, profitiert Ihr gesamter Körper und sogar der Psyche geht es besser. Versprochen! Bewegung ist die beste Knochen- und Gelenkmedizin. Aber auch die Ernährung muss stimmen.

Was ist gewichtsbelastende Bewegung?

Gewichtsbelastende Bewegung bedeutet, mit dem eigenen Körpergewicht zu arbeiten. Dieses tragen wir mit uns herum, sobald wir uns aus unseren Sesseln, Sofas und Stühlen erheben. Also auch beim flotten Gehen oder Joggen. Gewichtsbelastende Bewegung ist Bewegung, die Körpergewicht und Schwerkraft miteinbezieht. Aber auch Hanteltraining in der Muckibude oder der Crosstrainer zu Hause gehören dazu.

Mit der folgenden Auswahl an Sport- und Bewegungsarten machen Sie Ihre Knochen glücklich. Jeder und jede kann sie auch ohne viel Erfahrung ausüben. Dabei sollte man aber am Ball bleiben, denn öfter und regelmäßig ausgeführt, wird Bewegung leichter und beschwingter. Manche Bewegungsarten tun auch bei Beschwerden an den Gelenken und bei systemischen Erkrankungen wie Rheuma gut. Die Liste beinhaltet natürlich nur Vorschläge und erhebt keinen Anspruch auf Vollständigkeit. Wenn Sie gern rudern, bleiben Sie dabei.

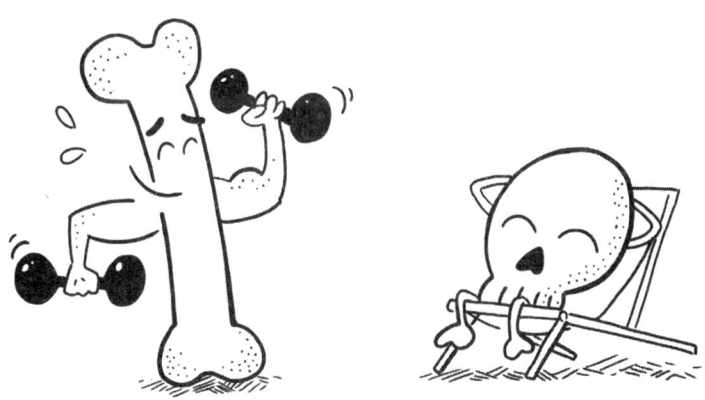

Sport und Bewegung für fitte Knochen und Gelenke

Aquagymnastik. Die Arbeit gegen den Widerstand des Wassers strengt mehr an, als man glauben möchte. Tatsächlich merkt man die Anstrengung im Wasser, das 800-mal dichter als Luft ist, nicht so stark wie an Land. Aber hinterher weiß man, was man getan hat, und fühlt sich angenehm durchwärmt und geknetet. Dabei hat man ordentliche Muskelarbeit geleistet, verstärkt durch Hilfsmittel wie Wasserhanteln, Balancepads, Aquadiscs und Schwimmnudeln. Für das Training mit den „Wassergeräten" muss man die Rumpfmuskulatur anspannen und jeweils verstärkt mit Beinen oder Armen arbeiten. Durch den Auftrieb des Wassers schwebt man ein bisschen und fühlt sich leichter, was für Menschen mit Übergewicht sehr angenehm ist. Aber man muss auch stärker gegenhalten, um nicht weggeschwemmt zu werden. Bei der Gymnastik im Wasser werden Gelenke nicht belastet.

- Gut bei Arthritis und schmerzenden Gliedern, wie sie etwa bei einer Fibromyalgie vorkommen.

Krafttraining. Wer bislang aufmerksam gelesen hat, weiß, dass für den Aufbau und die fortgesetzte Festigkeit der Knochen Belastung wichtig ist. Zug- und Druckkräfte stimulieren Max und Moritz. Die Knochenbildung wird angeregt, das so wichtige Kalzium wird eingelagert, die Knochenbälkchen nehmen an Festigkeit zu. Krafttraining bietet die Möglichkeit, diesen Prozess gezielt zu steuern. Früher war Krafttraining verschrien als Spielwiese für Möchtegern-Schwarzeneggers. Aber inzwischen rät die Medizin zu regelmäßigem Krafttraining, am besten zwei- bis dreimal die Woche. Allerdings sollte das Krafttraining schon als anstrengend empfunden werden, „ein bisschen" ist ein bisschen wenig. Und weil man beim Training Richtung Limit gehen soll, ist es wichtig, Übungen und damit verbundene Belastungen vor Ort zu besprechen und zunächst unter Anleitung zu trainieren. Die größten Effekte für die Festigkeit der Knochen erzielt man übrigens im frühen Erwachsenenalter. Aber auch danach bleibt das Training wichtig, vor allem zur Vermeidung der Osteoporose, wie Studien mit Frauen nahelegen.

- Gut zur Vorbeugung von Arthrose und Osteoporose.
- Stärkt Knochen, Muskeln und das eigene Körpergefühl.

Rückenschwimmen. Wer beim Schwimmen auf dem Rücken liegt, sorgt automatisch für eine gute Haltung sowie für gerade ausgerichtete Bewegungen. Das Liegen im Wasser entlastet Nacken und Kreuz, weil man gar nicht auf die Idee kommt, sich ungut zu verbiegen. Sonst würde man ja untergehen. Ziehen Sie Ihre Bahnen, muss der Körper gegen den Widerstand des Wassers anschwimmen, was eine wesentlich größere Kraftanstrengung erfordert als auf dem Trockenen. Rückenschwimmen schont die Gelenke, aber selbstverständlich dürfen Sie auch weiter brustschwimmen und kraulen, wenn es Ihnen gefällt. Bloß zwischendrin öfter mal auf dem Rücken schwimmen.

- Gut bei vorliegenden Knochen- und Gelenkproblemen.

Warum Springen gut für unsere Knochen ist. Sehr lang ist man davon ausgegangen, dass Sprünge grundsätzlich ungünstig für unsere Bewegungsstrukturen sind. Man hatte einfach Angst davor, dass ein hartes Aufkommen auf dem Boden zu große „Schläge" für Knochen und Gelenke bedeutet. Tatsächlich ist Springen und kontrolliertes Landen aber keinesfalls schädlich, wenn eben das harte Aufkommen auf dem Boden vermieden wird. Dann ist es sogar hilfreich, da alle Knochen einschließlich der Wirbelsäule komprimiert werden. Das tut dem Knochen gut und regt sein Wachstum an. Und noch etwas: Hüpfen bedeutet Koordinationstraining, was gerade bei älteren Menschen ein Muss ist. Denn mit einer besseren Koordination vermeidet man Stürze.

Tai Chi (Chuan). Die im kaiserlichen China entwickelte „innere" Kampfkunst wird nach wie vor in China, aber auch überall sonst auf der Welt zur körperlichen und geistigen Ertüchtigung sowie zur achtsamen Entspannung praktiziert. Tai Chi vermittelt zwischen dem aufrechten Menschen, dem Tai, und dem lebensspendenden Chi, einer übergeordneten Kraft, die alles Lebendige zwischen Himmel und Erde umfasst. Die eigentliche Praxis des Übens ist das Chuan. Mit sehr bewussten Bewegungen versucht man, die Bahnen von Yin und Yang in eine Balance zu bringen. Im traditionellen chinesischen Denken ist die Balance überall konstitutiv, etwa bei den „Körpersäften" oder dem Ausgleich zwischen männlichem und weiblichem Prinzip. Ist die Balance gestört, erkrankt der Mensch. Das Krankheitsbild der Traditionellen Chinesischen Medizin ist überholt, aber die fließenden Bewegungen und Balanceübungen, die Tai Chi Chuan für Körper und Seele bietet, sind wohltuend.

- Gut bei Schmerzen im Bewegungsapparat (Arthritis, Fibromyalgie).
- Wirksam gegen Stresszustände.
- Trainiert Koordination und Gleichgewicht.

Tanzen. Egal, ob man Michael-Jackson-Moves übt oder sich dem Tango Argentino verschrieben hat, beim Tanzen muss man seine Bewegungen aufmerksam ausführen und sie beim Paartanz mit den Bewegungen des Partners koordinieren. Manchmal arbeitet das Hirn dabei mehr als die Beine. Der ständige Balanceakt beim Tanzen setzt einen stabilen Rumpf voraus, eine gute Haltung zeichnet daher Tänzerinnen und Tänzer aus. Beim klassischen Paartanz gibt es jede Menge Dynamik, nicht nur im zwischenmenschlichen Bereich. Steppen, Rock 'n' Roll, Flamenco, Hiphop ... Unsere Knochen profitieren von den vielen kleinen Stoßbewegungen. Außerdem bringt das Herumhüpfen bei Musik den Kreislauf auf Trab und macht gute Laune.

- Stärkt Haltung, Gleichgewicht und Koordination.

Trampolinspringen. Das Training auf dem Mini-Trampolin (ein Trampolin pro Person), wie es in vielen Fitnessstudios praktiziert wird, bringt den Kreislauf ordentlich auf Trab und schult Beweglichkeit und Koordination. Für gesunde Knochen ist es perfekt, denn beim Aufkommen und Abspringen werden sie gut abgefedert und erhalten zusätzliche Druckimpulse. Allerdings erfordert Trampolinspringen Konzentration und Körperspannung, damit man nicht aus dem Gleichgewicht gerät. Auch den Beckenboden muss man dabei anspannen. Wer bereits unter Osteoporose leidet, wird daher eher die Vibrationsplatten bevorzugen, wie sie im Reha-Bereich eingesetzt werden. Sie erzeugen sanften Druck auf Knochen und Gelenke.

- Festigt Knochen und Muskulatur.
- Beugt Arthrose und Osteoporose vor.

Yoga & Co. Yoga verbindet muskuläre Kräftigung mit Dehn- und Atemübungen. Da alle Übungen und Körperpositionen (Asanas) im Yoga sehr genau ausgeführt werden, bekommt man mit der Zeit ein besseres Gespür für sich selbst, den Körper, die Stimmung und die jeweilige Lebenssituation. Nicht jede Yogapraxis ist mit einem spirituellen Anspruch verknüpft. Man kann selbst entscheiden, was man bevorzugt, Meditation, längeres Verweilen in den Asanas (ruhende Körperstellungen) oder auch die fließenden Bewegungen des Flow Yoga. Auf alle Fälle verbessern Yoga und auch Pilates mit ihren Dehnübungen die Körperhaltung. Eine gute Aufrichtung stabilisiert zudem immer auch unsere innere Stabilität.

- Für bessere Beweglichkeit und eine gute Körperhaltung.
- Wirksam gegen Stresszustände.

Training und Kosten. Für einige der genannten Sportarten übernehmen die Krankenkassen einen Teil oder auch alle Kosten, wenn der Veranstalter oder die Lehrerin von der Kasse anerkannt sind. Zudem benötigt man ein ärztliches Rezept über ein Funktionstraining, das auf einem speziellen Formular verordnet werden kann. Man kann sich auch Rehasport verschreiben lassen, der über achtzehn Monate von der Kasse unterstützt wird. Fitnessstudios sind in der Regel gut über diese Möglichkeiten informiert.

Bewegung, eine Knochenarbeit? Tatsächlich ist zu viel Bewegung und vor allem Bewegung bei Schmerzen oder einer manifesten Osteoporose nicht gut. Übertreiben Sie es also nicht mit dem Training. Spitzensportler sind die Bevölkerungsgruppe mit den meisten Gelenkproblemen. Wir sollten von unserem Knie lernen! Es verträgt nicht alles gut, was es so kann.

Interview mit Katrin Hilpert-Will, *Therapeutische Leitung MUM (Muskuloskelettales Universitätszentrum München), LMU Klinikum München, Physiotherapeutin (B. Sc.)*

Frau Hilpert-Will, was ist die beste Bewegung für unsere Knochen und Gelenke?
Jede Bewegung ist gut. Besonders gut ist aber ein Training, bei dem das eigene Körpergewicht wirkt. Die Knochen sind dafür angelegt und bedanken sich mit einer gesunden Knochenmasse. Früher hat man sehr auf Ausdauersportarten wie Laufen oder Radfahren gesetzt, heute weiß man, dass Krafttraining mindestens genauso wichtig für unsere Knochen und Gelenke ist.

Wie oft sollte man trainieren?
Ein- bis zweimal in der Woche reicht, um den Status quo zu erhalten, drei- bis viermal sollte man wöchentlich trainieren, wenn man den Trainingszustand verbessern und Muskulatur aufbauen möchte. Natürlich sollte man die Belastung langsam und sinnvoll steigern und nicht von null auf hundert gehen. Ein strukturierter Trainingsplan ist dabei sehr hilfreich. Man rechnet mit Einheiten von einer halben Stunde bis Stunde, das Training an sich braucht also gar nicht so viel Zeit. Genauso wichtig ist es, sich im Alltag viel und möglichst abwechslungsreich zu bewegen. Wenn Sie das an der frischen Luft tun, können Sie zudem Vitamin D tanken.

Gibt es Übungen beziehungsweise einen Sport, der für Knochen gut ist, aber nicht für Gelenke?
Gut für Knochen und Gelenke sind Bewegungen mit viel Muskelarbeit, aber ohne starke Stoßbelastung. Das ist etwa bei federndem Hüpfen oder Springen mit vielen Wiederholungen der Fall. Ein gesundes Gelenk hat kein Problem mit Sprüngen. Sportarten

wie Skifahren, Tennis, Hockey oder Squash sind mit ihren Stopps und Gos sowie den raschen Drehbewegungen definitiv eine Herausforderung für unsere Gelenke. Aber auch das halten sie aus, solange keine gesundheitlichen Probleme bestehen und der Körper ausreichend trainiert ist.

Ab welchem Alter sollte man seine Gelenke mehr schonen?
Etwa ab sechzig? Natürlich nicht! Wenn nichts wehtut, dürfen Sie weitermachen wie gewohnt. Es gibt keine Sportverbote für ältere Menschen. Sie dürfen bei Ihrem Lieblingssport so lange bleiben, wie er Ihnen guttut. Hauptsache, Sie bleiben in Bewegung und haben Spaß daran.

Zum Thema Rücken. Welche Übungen sollte man möglichst täglich machen?
Auch da würde ich nichts Spezielles empfehlen, sondern „nur" zu möglichst viel Bewegung raten. Dabei sollten Sie möglichst alle Bewegungsebenen mit einbeziehen, die Bewegung also dreidimensional gestalten. Ändern Sie regelmäßig Ihre Haltung, wenn Sie viel am Rechner sitzen müssen. Möglichst viele Veränderungen der Bein- und Sitzposition sind zu empfehlen, es gibt nicht die eine richtige Sitzposition. Praktizieren Sie bewusste Gegenbewegungen und stehen Sie etwa vom Schreibtisch auf, um sich in die Länge zu dehnen und die Wirbelsäule in allen ihren Segmenten zu strecken. Wir verbringen unsere Tage oft in vorgeneigter Haltung, da tut alles Entgegengesetzte dem Körper gut.

Wie wichtig sind Körperachsen und genaues Ausführen von Übungen?
Körperachsen sind wichtig, wenn im Training Wirbelsäule und Gelenke etwa mit zusätzlichem Gewicht belastet werden. Bei bestimmten Kraftübungen wie Kniebeugen ist es wichtig, dass

die Beinachse gerade ausgerichtet ist, die Gelenke also in einer Linie übereinanderstehen. So vermeidet man Fehlbelastungen, die – wie am Schreibtisch – zu Gelenkproblemen und Schmerzen führen. Ich würde bei der Bewegung im Alltag die Körperachsen aber nicht überbetonen.

Was bringt Dehnen (Yoga, Pilates) den Knochen und Gelenken?
Dehnen macht Sinn. Elastische Muskeln ermöglichen den Gelenken, ihren vollen Bewegungsradius auszuschöpfen und somit auch den knöchernen Bewegungsapparat gleichmäßig zu belasten. Damit werden Dysbalancen und punktuelle Überbelastungen vermieden, die entstehen würden, wenn ein verkürzter Muskel den Körper in eine Fehlhaltung zwingt.

Wann ist es zu viel des Guten? Können Gelenke und Bänder ausleiern?
Ausleiern tut da nichts, solange die Dehnung langsam aufgebaut wird und die gedehnte Struktur nicht überfordert. Natürlich kann man zu schnell, zu viel und auch falsch dehnen, das quilliert uns der Körper in der Regel mit einem ordentlichen Muskelkater. Gelenkinstabilitäten wie am Sprunggelenk entstehen aber nicht, weil das Gelenk durch zu viel Dehnen „ausgeleiert" ist. Die Ursache liegt hier in der fehlenden Wahrnehmung der Gelenkposition und Bewegung, der sogenannten Propriozeption. Daraus resultieren eine schlechtere Koordination und Aktivierung der Muskulatur, die das Gelenk eigentlich stabilisieren sollte. Diese Koordination kann man aber gut trainieren, um das Gelenk wieder zu stabilisieren und weiteren Verletzungen vorzubeugen.

Was halten Sie von Drehbewegungen für die Wirbelsäule?
Rotationsbewegungen sind gut, weil sie die Dreidimensionalität unserer Gelenke und Muskulatur ausnützen. Es gibt verschiedene

physiotherapeutische Konzepte, etwa die Spiraldynamik oder auch das PNF-Konzept (Propriozeptive Neuromuskuläre Fazilitation), die auf dem dreidimensionalen Aufbau von Körper und menschlicher Bewegung basieren. Es gibt aber Situationen, in denen eine Drehbewegung kontraindiziert, also verboten ist. Bei osteoporotischen Frakturen oder anderen Instabilitäten der Wirbelsäule könnte eine Rotation Schaden anrichten.

Gibt es spezielle Übungen für den Knorpel, zum Beispiel am Knie?

Ja, lassen Sie die Beine baumeln wie ein Kind auf einem zu großen Stuhl. Das walkt den Knorpel sanft durch. Dabei saugt seine schwammartige Struktur bei der Entlastung nährstoffhaltige Gelenkflüssigkeit aus der Umgebung auf und gibt bei Druck wie ein ausgedrückter Schwamm Abfallprodukte ab. So bleibt der Knorpel gut versorgt und belastbar.

Tiefenmuskulatur – warum ist sie so wichtig?

Tiefenmuskeln sind kurze Muskeln, die unmittelbar an den Gelenken und Wirbelkörpern liegen und diese gleich einem inneren Sicherheitsgurt stabilisieren. Sie legen los, noch bevor die langen, oberflächlichen Muskeln die Bewegung initiieren. Bei fast allen Kraft- und Halteübungen, so auch bei den Übungen in diesem Buch, wird die Tiefenmuskulatur gut mittrainiert. Eine trainierte und koordinierte Tiefenmuskulatur ist außerdem ein wichtiger Baustein der Verletzungsprophylaxe.

Was ist Verspannung?

Verspannung ist eine Stoffwechselstörung im Muskel, die durch einseitige Überlastung oder eine Verletzung entsteht. Die Muskulatur verkrampft und übt dadurch Druck auf die Blutgefäße aus, die den Muskel versorgen. Ein schlecht durchbluteter Muskel bekommt zu wenig Energie, der Muskelstoffwechsel funktioniert nicht mehr ausreichend. Er kann sich nicht mehr entspannen und verharrt in der Kontraktion, was ziemlich schmerzhaft sein kann. Hier helfen leichte Bewegungs- und Spannungsübungen oft besser als Massagen.

Ihre Lieblingsübung?

Ich übe am liebsten ohne Geräte und trainiere dabei möglichst viele große Muskelgruppen auf einmal. Das spart Zeit und ist sehr effektiv. Eine meiner Lieblingsübungen ist der Unterarmstütz, auch „Plank" genannt, den man in unterschiedlichen Schweregraden, aber auch einmal als Seitstütz üben kann. Dabei ist der gesamte Körper unter Spannung, das ist richtig anstrengend, aber es lohnt sich. Für Hüfte und Beine mag ich den dynamischen Ausfallschritt, auch Lunge genannt, sehr gerne.

Ein letzter Tipp von Ihnen?

Ja, bleiben Sie in Bewegung! Ihr Körper wird es Ihnen danken.

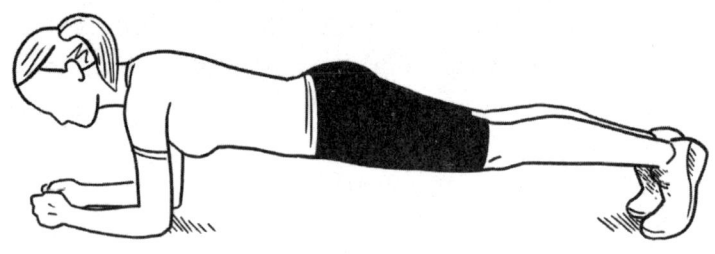

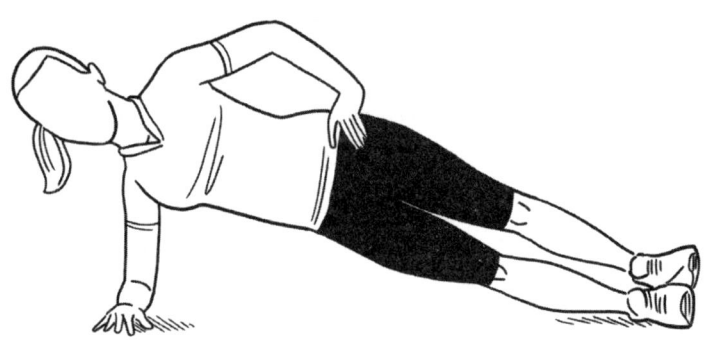

Die zwei besten Ganzkörperübungen, empfohlen von Katrin Hilpert-Will

Knochengesunde Ernährung leicht gemacht

Zu fünfundfünfzig Prozent bestehen unsere Knochen aus beinharten Mineralien, allein ein Kilogramm Kalzium ist in unserem Skelett verbaut. Immerhin zwanzig Prozent Wasser stecken ebenfalls in den gar nicht so knochentrockenen Knochen, der Rest, etwa ein Viertel seiner Substanz, ist Eiweiß, das zu neunzig Prozent aus Kollagen besteht.

Was bedeutet das für die knochengesunde Ernährung? Offensichtlich benötigen unsere Knochen Mineralstoffe für ihren Auf- und Umbau, außerdem Wasser und, wie alle Gewebe, Eiweiß. Diese Stoffe müssen wir mit Lebensmitteln zuführen. Heißt das, es genügt, Kalzium zu essen, Wasser zu trinken sowie die Proteine nicht zu vergessen, und alles ist gut? Jein. Denn wie bei jedem Stoffwechsel wirken auch beim Knochenstoffwechsel verschiedene Komponenten im Körper zusammen. Kalzium interagiert mit Vitamin D, Kalzium und Phosphat gleichen sich ständig aus, und auch andere Substanzen wie Magnesium, Vitamin K und B-Vitamine sind am Knochenstoffwechsel beteiligt, der sowieso nur gut funktioniert, wenn Sie sich insgesamt ausgeglichen ernähren (und bewegen). Es genügt also nicht, einen einzelnen Stoff zuzuführen, und alles kommt ins Lot. Effektiver ist ein kombiniertes Vorgehen, wie Sie es auch sonst von der Ernährung her kennen. Einzelne Substanzen sind für sich genommen nicht so wirksam wie in der Kombination mit dem Lieblingskollegen. Das wichtigste Paar für die Knochen ist dabei Kalzium und Vitamin D.

Wie wichtig ist Kalzium im Körper?

Kalzium macht unsere Knochen, aber auch Sehnen und Bänder belastbar und stark. Sein Mangel hingegen führt zu Knochenabbau, Ärzte sagen auch „Entkalkung" dazu. Darüber hinaus ist Kalzium in gelöster Form überlebenswichtig und als Elektrolyt für Nerven- und Muskelaktivität, auch des Herzens, verantwortlich. Der Körper legt größten Wert auf einen ausgeglichenen Kalzium-Phosphat-Spiegel im Blut und bedient sich, wie weiter oben beschrieben, bei den Knochen, wenn der Kalziumgehalt im Serum fällt oder der Phosphatgehalt steigt. Neunundneunzig Prozent des gesamten Kalziumvorkommens im Körper sowie fünfundachtzig Prozent des Phosphats und fünfzig Prozent des Magnesiums lagern im Mineralstoffdepot unserer Knochen. Wobei Kalzium schon vom Eigengewicht her weit vorn liegt.

Dass wir relativ viel Kalzium über die Nahrung aufnehmen müssen, hängt aber auch damit zusammen, dass wir nur (geschätzte) dreißig Prozent davon resorbieren können. Dabei schwankt der Kalziumbedarf mit dem Lebensalter. In unserer Jugend benötigen wir 1200 mg Kalzium pro Tag, während wir im Erwachsenenalter mit 800 bis 1000 mg auskommen. Die Empfehlungen variieren je nach Körpergewicht sowie den unterschiedlichen Bedürfnissen in den Lebensaltern. So benötigen Frauen in der Schwangerschaft und Stillzeit, aber auch nach ihrer Menopause, mehr Kalzium.

Welche Rolle spielt Phosphor (beziehungsweise Phosphat)?
Kalzium und Phosphor bilden zusammen die harte Basis unserer Knochensubstanz. Dennoch gibt es keine Ernährungsempfehlung für die Aufnahme von Phosphat. Das liegt daran, dass Phosphor oder Phosphat sowieso reichlich in unseren Lebensmitteln vorkommt, in gesunden wie Hülsenfrüchten, Nüssen und Milchprodukten ebenso wie in Cola und Fertiggerichten. Zudem wird es leichter vom Körper resorbiert als Kalzium. Überwiegt der Phosphatgehalt im Blut, steuert der Körper mit mehr Kalzium aus den Knochen dagegen. Wer sich an gesunde Lebensmittel hält, sorgt für einen ausgeglichenen Kalzium-Phosphat-Spiegel im Blut, wie er für den Knochenstoffwechsel günstig ist.

Knochengerechte Ernährung im Alter. Essenziell als Vorbeugung, aber auch im Rahmen der Basisbehandlung bei
Osteoporose, sind Kalzium und Vitamin D. Aber insbesondere
über siebzigjährige Frauen essen meist zu wenig, um auf die
erforderlichen 1000 mg Kalzium pro Tag zu kommen. Hier
verordnet die Medizin gerne Kombipräparate, bei denen
500 oder 600 mg Kalziumanteil mit einem festen wöchent-
lichen oder täglichen Vitamin-D-Anteil kombiniert wird. (Dr.
Isa Feist-Pagenstert, Fachärztin für Orthopädie und Unfallchirurgie am Klinikum der LMU München)

Tipp: 1000 mg Kalzium nehmen Sie auf, wenn Sie über den Tag
verteilt zwei Scheiben (50 bis 60 Gramm) Hartkäse wie Gouda,
Emmentaler oder ein Stück Parmesan verzehren sowie ein Viertel Liter Kuhmilch oder einen Becher Joghurt über Ihr Müsli
gießen. Je härter ein Käse ist, desto weniger Wasser und umso
mehr Kalzium hat er. Auch eine Portion grünes Gemüse wie
Grünkohl, Brokkoli, Pak Choi und Blattspinat oder ein Ruco-
la-Salat tragen zur Kalziumaufnahme bei. Die Osteoporose-
Gesellschaft empfiehlt täglich vier von folgenden fünf Portio-
nen Kalzium, um den Kalziumbedarf zu decken: 1 Glas Milch,
1 Joghurt, 1 Scheibe Käse, 1 Portion grünes Gemüse, 1 Liter
kalziumreiches Mineralwasser. In der Regel brauchen wir also
keine Nahrungsergänzung mit Kalzium. Allein wer Kuhmilch
und Kuhmilchprodukte aus gesundheitlichen oder ethischen
Gründen meidet, muss mehr auf seine Kalziumzufuhr achten.
Greifen Sie in dem Fall auf ein mit Kalzium angereichertes
Mineralwasser (mind. 150 g Kalzium pro Liter) oder auf Soja-
milch und andere vegane Bioprodukte mit Kalziumzusatz zurück. Auch Mandeln, Haselnüsse, Sesam und Hülsenfrüchte wie
Linsen sind Kalziumlieferanten.

Achtung: Viel hilft nicht viel beim Knochenstoffwechsel. In der Regel sollten Sie die Aufnahme von 1000 mg Kalzium pro Tag nicht überschreiten, da sonst der Mineralstoffhaushalt aus dem Takt gerät und Nierenprobleme drohen. In Kindheit und Jugend, zur Zeit der Schwangerschaft und beim Stillen sowie im Alter benötigt man mehr Kalzium.

Wie Sie Ihre Knochen glücklich machen. Mein Schlusswort

Jetzt haben Sie viel über Knochen und Gelenke erfahren. Vielleicht sogar mehr, als Sie wissen wollten. Aber natürlich müssen Sie keine Anatomie auswendig lernen, um ein tieferes Verständnis für Ihre Knochen zu bekommen. Allein die Einsicht, dass sie so lebendig sind wie unser übriger Körper, dürfte ihnen – und Ihnen! – bereits guttun.

Mit dem zweiten Kapitel über Knochen und Gelenke von Kopf bis Fuß bietet **Happy Bones** einen umfassenden Überblick. Wir leben im Zeitalter des mündigen Patienten und ich kenne keinen Kollegen, der sich nicht freuen würde, wenn der Patient seinen eigenen Bewegungsapparat in den Grundzügen versteht. Nach der Lektüre von **Happy Bones** kennen Sie sogar die Rotatorenmanschette an Ihrer Schulter, allein das dürfte die Orthopädin und den Orthopäden Ihres Vertrauens beeindrucken.

Zum Abschluss möchte ich Ihnen meine wichtigsten Tipps für glückliche Knochen mit auf den Weg geben. Sie sind im Buch bereits an unterschiedlicher Stelle erwähnt und werden hier noch einmal kurz zusammengefasst.

1. **Bewegung. Nur der bewegte Knochen ist ein glücklicher Knochen!**

   Wer rastet, der rostet. Vermutlich hat ein Orthopäde diesen Satz formuliert. Die Funktion unseres Knochen- und Gelenkgerüsts lebt von der Bewegung, der Knochen wird stärker, die Gelenke leistungsfähiger und beweglicher, die Bänder fester. Im Umkehrschluss: Wer sich nicht bewegt, bekommt eher Arthrose und Osteoporose und erleidet häufiger Knochenbrüche.

2. **Sonne und draußen sein**

   Nicht nur wichtig für unser Wohlbefinden. Unser Vitamin-D-Spiegel hängt von der UV-Strahlung ab. Aber wichtig: Wenn Sie Ihre Haut der Sonne aussetzen, sollten Sie unbedingt unter dem Sonnenbrandrisiko bleiben. Daher Lichtschutz auftragen, bevor Sie in die Sonne gehen, sonst altert die Haut schneller und die Wahrscheinlichkeit, an Hautkrebs zu erkranken, nimmt zu.

3. **Weder Unter- noch Übergewicht**

   Der Körper liebt das Mittelmaß! Übergewicht mag er gar nicht, gerade die Kniegelenke verschleißen dann über die Maße. Übergewicht ist als Ursache einer Kniegelenksarthrose einer der wichtigsten Risikofaktoren! Aber Untergewicht ist auch nicht gut, denn oft geht das mit Mangelernährung und Osteoporose einher.

4. **Mittelmaß in allen Dingen**

   Ja, Mittelmaß. Beim Körpergewicht, bei der sportlichen Betätigung, bei der Gelenkbeweglichkeit (extreme Bewegungsausschläge sollte man vermeiden), bei der Knochenbelastung. Fragen Sie sich immer, an was wohl die Natur bei der Erfüllung unserer Bewegungsaufgaben gedacht hat. Nicht mehr und nicht weniger sollten Sie leisten.

5. **Verletze dich nicht!**

Ein banaler Rat – und doch so wichtig. Nicht der Knochenbruch beim Sturz ist hier gemeint, den erleidet man selten freiwillig. Vielmehr geht es um die kleinen Verletzungen, etwa die Knieverdrehungen beim Tennis, weil man den Ball unbedingt noch erreichen will. Oder die unkoordinierten Bewegungen, wenn man weiter Fußball spielen „muss", obwohl man schon lange nicht mehr kann. Das und die damit verbundenen kleinen Verletzungen durch Überlastung speziell des Gelenkknorpels und der Menisken kann und sollte man vermeiden. Mittelmaß!

FAQs

Wie erkenne ich, dass meine Gelenke überlastet sind?
Leider oft zu spät. Einige Gelenke melden sich mit Schwellungen und Schmerzen, allerdings oft erst Stunden später. Bei Hüftproblemen ist das der Fall. Wenn es schon gleich bei der sportlichen Betätigung wehtut, ist es definitiv zu viel des Guten. Schmerzen haben eine Warnfunktion, die wir auch beim Sport ernst nehmen sollten. Auch in den Muskelkater soll man sich nicht sinnlos hineintrainieren. Langsame Steigerung der Leistung tut Muskeln und Gelenken gut.

Warum knirscht es in Schulter, Hals und Nacken, wenn ich diese Körperpartien oder auch den Kopf bewege?
In Hals und Nacken haben wir die schon viel beschworenen kleinen Wirbelgelenke, die irgendwann nicht mehr so geschmeidig übereinandergleiten. In der Schulter ist es meistens die Supraspinatussehne, die kleinere und oft nur oberflächliche Risse hat, die unter dem knöchernen Schulterdach reiben. Große Risse knirschen natürlich auch!

Warum sollen Kinder bestimmte Sportarten nicht ausüben?
Kinder wachsen. Um Wachstum zuzulassen, gibt es Wachstumsfugen, die sehr harte Stöße nicht mögen. Alles, was die Beweglichkeit der Gelenke überfordert, dazu gehören zum Beispiel Sportarten wie Ballett, kann die Gelenke überlasten. Turnen mit exzessivem

Hohlkreuz kann die Wirbelbögen so überlasten, dass sie sich an bestimmten Stellen auflösen. Grundsätzlich gilt aber: Kinder sollten sich viel bewegen und Sport treiben. Aber übertreiben sollten sie noch weniger als die Erwachsenen.

Was ist Sarkopenie?

Nicht nur der Knochen leidet im Alter und bildet sich zurück. Auch die Muskeln werden weniger, man spricht dann von der Sarkopenie. Das Tückische: Muskeln sind im Alter immer weniger trainierbar. Daher ist es wichtig, kontinuierlich Sport zu treiben. Wer jahrzehntelang nichts macht, wird sich mit siebzig Jahren schwertun, das Versäumte aufzuholen.

Ist Springen und Hüpfen schlecht für ältere Knochen?

Grundsätzlich nein, es sei denn, eine Osteoporose ist bereits so ausgeprägt, dass man Angst haben muss, dass der Knochen bei geringer Belastung zerbricht. Dazu muss die Osteoporose aber schon sehr ausgeprägt sein. Und natürlich wird ein Arthroseknie nicht besser, wenn man auf dem Restknorpel herumprügelt. Ergo keine harten Stöße, sondern mehr die gleichmäßige gleitende Bewegung ausführen. Davon kann's dann aber auch viel sein!

Gibt es schwere und leichte Knochen?

Eigentlich nicht, denn das spezifische Gewicht eines kompakten Knochenstücks ist ziemlich konstant. Allerdings gibt es relevante Unterschiede, wie viel Knochenmasse jeder von uns mitbekommen hat. Bei manchen überwiegen Röhrenknochen, die schmal und zart sind, dann gibt es den kräftigen Haudrauftyp mit dicken, kräftigen Knochen. Das hängt nicht nur von der Genetik, sondern auch von dem ab, was wir mit unserem Knochengerüst anstellen. Wer es viel benützt, hat starke Knochen. Und leider nimmt im Alter die Knochenmasse ja ab …

Was sind Wachstumsschmerzen?

Die gibt es nicht. Wachsender Knochen tut nicht weh. Bei einem Wachstumsschub können die umgebenden Weichteilstrukturen vielleicht mal nicht so schnell mitkommen, dann kann es auch einmal ziehen. Gelenkschmerzen, insbesondere wenn sie einseitig auftreten, gehören aber abgeklärt.

Muss Gelenkverschleiß immer sein?

Ja, er ist unvermeidbar. Aber mit dem, was Sie im Buch gelernt haben, können Sie dem Verschleiß ein Schnippchen schlagen und ihn vielleicht etwas hinauszögern.

Tut Arthrose immer weh?

Nein! Manchmal läuft sich ein Gelenk so ein, dass die Knochenflächen nach kompletter Abnützung des Knorpels gut ineinanderpassen. Dann kann ein Gelenk auch ohne Knorpel noch ganz gut funktionieren. In einem solchen Fall soll man die Finger von Operationen lassen, auch wenn das Röntgenbild vielleicht eine andere Sprache spricht. Denn schmerzfreier als schmerzfrei geht nicht! Allerdings sind solche glücklichen Fälle eher die Ausnahme.

Kleine Geschichte der Orthopädie

Es war der Pariser Medizinprofessor Nicolas Andry de Beauregard (1658–1742), der im Jahr 1741 den Begriff der Orthopädie in die Welt brachte. Bereits der Titel seines Werkes über „Orthopädie oder die Kunst, Körpermissbildungen bei Kindern zu verhüten oder zu korrigieren" gibt Auskunft, worum es ihm bei der neuen ärztlichen Kunst ging: um eine aufrechte Haltung beziehungsweise das frühzeitige Erkennen und Behandeln von Fehlhaltungen bei Kindern. Berühmt geworden ist sein Bild eines krummen Bäumchens, dem ein gerader Stock Halt durch feste Anbindung bietet. Das nahm nicht preußisches Strammstehen vorweg, sondern verband sich mit echter Sorge um rachitische und verkrüppelte Kinder, denen im Zeitalter der Aufklärung erstmals Aufmerksamkeit zuteilwurde. Das Andry-Bäumchen ist bis heute Symbol der Orthopädie und ihres Berufsverbandes.

Begründer der Orthopädie in Deutschland war hingegen kein Universitätsgelehrter, sondern der begabte Messerschmied und Instrumentenmacher Johann Georg Heine (1771–1838), der Prothesen, Streckbetten und Rollstühle nach Bedarf auch für Erwachsene anfertigte. Er schuf sich selbst den Beruf und das Berufsbild des Orthopädiemechanikers und entwickelte sich am Würzburger Juliusspital zum anerkannten „Universitätsinstrumentenmacher und -bandagisten". 1807 veröffentlichte Heine ein „Systematisches Verzeichnis chirurgischer Instrumente, Bandagen und Maschinen" als Katalog für die Ärzteschaft. Sogar Goethe war vom „Operateur Heine", dem später die Ehrendoktorwürde verliehen wurde, angetan. Vertrat Andry in Frankreich noch vehement die Akademisierung seines Stands und verwahrte sich gegen Einflüsse aus der Laienheilkunde, trumpfte Heine ein knappes Jahrhundert später mit seiner Erfindungsgabe auf und sorgte im Gegenzug für eine Akademisierung der Orthopädiemechanik. Er stellte sich damit in die bereits vorhandene Tradition von Schmieden und Mechanikern, die ab dem 17. Jahrhundert mit ihren Instrumenten und Korsetts korrigierend ins menschliche Skelett eingriffen. Im 19. Jahrhundert kamen orthopädische Gipspanzer und -verbände hinzu. Der Begründer der plastischen Chirurgie Johann Friedrich Dieffenbach (1792–1847) wendete den „Gipsguss" auch bei Klumpfüßen an.[13]

Die Karriere des Streckbetts. Das Streckbett, das eine Skoliose der Wirbelsäule begradigen sollte, war ein orthopädischer Traum. Im Schlaf von der Verwachsung geheilt werden! Erfunden wurde es von dem Schweizer Orthopäden Jean André Venel (1740–1791), von dem der bis heute vorbildliche Sabot de Venel zur Klumpfußbehandlung stammt. Heine verbesserte die Konstruktion der Betten und benützte sie in seinem Würzburger Institut. Im 19. Jahrhundert waren Streckbetten und -stühle kurzzeitig dermaßen in Mode, dass kein orthopädisches Institut ohne sie auskam und manches Institut eigens für ihre Anwendung gegründet wurde. Für die Patienten, die zwischen Bändern und Gestängen von Kopf bis Fuß fixiert in ihren Betten lagen, kein Vergnügen. Die Methode, die sowieso nicht gut geholfen hatte, kam zu den medizinischen Akten.

Orthopädie ist Handarbeit

Apparatemedizin war für die Orthopädie schon immer selbstverständlich, aber mindestens ebenso wichtig war von Anbeginn die Arbeit geschulter Hände. Vorläufer von Physiotherapie, Chiropraktik oder auch Osteopathie waren die sogenannten Bonesetters (Gliedersetzer), ein im England des 17. und 18. Jahrhunderts angesehener Berufsstand, der seine Fertigkeit des Knocheneinrenkens von einer Generation auf die nächste übertrug und ansonsten geheim hielt. Auch in den USA ging man zum Bonesetter, wenn man sich etwa die Schulter ausgerenkt hatte. Die berühmte Bonesetterin Mrs. Sarah Mapp aus Epson wurde sogar zur Queen vorgelassen, es gibt eine Karikatur aus der Hand William Hogarths von ihr, wo sie im Harlekingewand auf einen knubbeligen Knochen in ihrer Rechten zeigt.[14]

Die Idee, das menschliche Gerüst und dessen Fehlstellungen sowie Knochenbrüche zu heilen, ist aber wesentlich älter als französische Aufklärung, deutsche Ingenieurskunst oder auch englische manuelle Therapie. Bereits in der Antike, in den Hippokrates zugeschriebenen Schriften, tauchen orthopädische Probleme auf, Klassiker wie ein Klumpfuß oder eine kongenitale (seit der Geburt vorhandene) Hüftluxation oder auch Deformationen der

Wirbelsäule. Und natürlich haben Menschen schon immer versucht, fehlende Gliedmaßen zu ersetzen, Brüche zu richten sowie Sehnen und Nerven zu befreien. Der berühmte Edwin-Smith-Papyrus aus dem alten Ägypten (etwa 1550 v. Chr.) zeigt das Schienen von Knochenbrüchen neben der Behandlung von Wirbelsäulenproblemen.

Turn dich frei!

Nicht nur mechanische Hilfsmittel und manuelle Therapie, auch gezielte Bewegung und Physiotherapie gehören zur Orthopädie und haben ihre Vorläufer in der Geschichte. Die Idee, eigentlich die Wiederentdeckung von körperlicher Ertüchtigung und Gymnastik, nahm ihren Anfang ebenfalls im 18. Jahrhundert. Bereits die alten Griechen hatten schließlich geturnt, das hatte man bloß im Mittelalter „vergessen". Der Philosoph der Aufklärung, Jean-Jacques Rousseau (1712–1778), befreite unter anderem die Babys aus ihrer festen Verschnürung, der Militärarzt Joseph Clément Tissot (1747–1826) empfahl bei Kriegsverletzungen, sich frühzeitig und gezielt zu bewegen. Bei den Übungen würde Andry begeistert zustimmen und der Schweizer Pionier der Orthopädie, Jean-André Venel, der im Jahr 1780 die erste orthopädische Klinik der Welt gründete, würde noch ergänzen, wie gut uns dabei Sonneneinstrahlung tut.[15] Den größten Hype aber löste im 19. Jahrhundert eine Gymnastikwelle aus Schweden aus, die zum Arbeiten gegen Widerstände ermunterte und zu den ersten Fitnessclubs (Zander-Institute) in Europa führte.

Orthopädie – eine der frühsten Spezialgebiete der Chirurgie

Die Orthopädie schließt aber auch operative, um nicht zu sagen gewaltsame Eingriffe in die Knochen ein. Verheilten Brüche schlecht, wurden und werden Knochen bis heute ein zweites Mal gebrochen, um ein besseres Heilungsergebnis zu bekommen. Im 19. Jahrhundert verhalf man frakturierten Knochen mit Schrauben, Metallplatten, Drähten und Nägeln dazu, wieder gut zusammenzuwachsen. Die Verfahren der Osteosynthese wurden später auf geschlossene Brüche ausgeweitet und perfektioniert. Zu dieser Zeit entstand die Osteotomie, die das Durchtrennen von Knochen bei Fehlstellungen vornahm, wie es heute etwa im Rahmen von Knie-OPs geschieht. Solche Korrekturen an der Beinachse heißen Umstellungsosteotomien. Da sich Knochen nicht einfach durchschneiden lassen, entwickelte Bernhard Heine, der Neffe des oben erwähnten Johann Georg, eine Kettensäge zur Knochendurchtrennung, das Osteotom. Es arbeitete präziser und somit schonender als die üblichen Knochensägen, die sich von ordinären Metzgersägen höchstens in einem verzierten Griff unterschieden. Allerdings wurde das „blutige" Schneiden ins menschliche Fleisch, wie es die Behandlung komplizierter Knochenbrüche erfordert, in der Geschichte der Medizin bis zu Beginn der Moderne vermieden. Ohne örtliche Betäubung und Schmerzlinderung sowie im Angesicht der erheblichen Gefahr einer Sepsis (Blutvergiftung) operierte man nur in Notfällen. Heute herrscht an den OP-Tischen penibelste Hygiene und Schmerzfreiheit durch Anästhesie bei den Patienten.

Was ist konservative Therapie? Konservativ (im Sinn von bewahrend) nennt man alle Heilverfahren, die nicht operativ ins Gewebe eingreifen. In der Orthopädie spielte die Opposition zwischen Gymnastik und Physiotherapie auf der einen und Schneiden beziehungsweise Operieren auf der anderen Seite lang eine erhebliche Rolle. Seit man weiß, dass Knochen Belastung zu ihrer Stabilität brauchen, sind die beiden Felder zumindest theoretisch miteinander versöhnt. Dennoch wird wahrscheinlich nach wie vor zu häufig operiert und die hohe Kunst der manuellen Diagnose und Therapie vernachlässigt.

Der Erste Weltkrieg mit seinen verheerenden Schäden an Millionen von menschlichen Körpern war eine Mammutaufgabe für die Orthopädie. Der Chirurg und Geburtshelfer Ignaz Semmelweis (1818–1865) hatte bereits in der Mitte des 19. Jahrhunderts steriles Operieren grundsätzlich möglich gemacht. Bis zur „grande guerre", wie man in Frankreich sagt, hatten sich seine Methoden des Händewaschens und Desinfizierens endlich durchgesetzt und viele OP-Räume entstanden in der Nähe der Schlachtfelder. Die reparierende Chirurgie leistete Großes – und schickte viele Soldaten zusammengeflickt zurück an die Front. Nach Kriegsende mussten sich Orthopäden um zahlreiche Krüppel kümmern, was die Entwicklung künstlicher Gelenke beförderte. Endoprothesen, in unserem Fall implantierte Kunstgelenke, verhelfen heute vielen Menschen zu einer früher noch undenkbaren Beweglichkeit trotz Verschleißerkrankungen. Voraussetzung für den orthopädischen Fortschritt waren und sind die Anästhesie, ohne die viele OPs nicht möglich wären, und das umfassende Spektrum diagnostischer Möglichkeiten (Röntgen, Computertomographie, Magnetresonanztomographie).

> **Cosmas und Damian,** zwei Ärzte und Heiler des Römischen Reichs, hingerichtet zur Zeit Kaiser Diokletians und später heiliggesprochen, sind in die Legenda Aurea, das Volksbuch des Mittelalters, eingegangen. Sie gruben einen gerade verstorbenen Mohren wieder aus, trennten ihm ein Bein ab und setzten es dem beinamputierten Küster des Papstes an.[16] Bisschen Salbe und gut war's. So möchte man es haben, keine Schmerzen, keine OP, keine Reha, kein Ärger mit Wunde und Narbe und die Hautfarbe ist auch egal.

Es ist beruhigend zu sehen, dass in der Geschichte der Orthopädie wie im Leben Erkenntnis und Irrtum nah beieinanderliegen. Die Begeisterung über eine neue Methode hielt manchmal länger an, als diese tatsächlich wirksam war. Der Apparateglauben, aber auch die Überzeugung, dass Gymnastik alles heilt oder dass die Wirbelsäule die Ursache für fast alle Beschwerden ist, dieses Wunschdenken passt ganz gut zum inzwischen überholten Halbgott in Weiß, der seinen Patienten formt wie Gott einst seinen Lehmklumpen. Natürlich würde es der erfahrene Orthopäde heute wesentlich besser machen ;)

Erstaunlicherweise ist „Rücken" erst im 20. Jahrhundert zum beherrschenden Thema geworden. Seien wir froh, dass es nicht schlimmer gekommen ist.[17]

Dank

Wir danken sehr herzlich für ihre Mitarbeit an diesem Buch: Dr. Isa Feist-Pagenstert, Osteologin und Leiterin des Schwerpunktes Osteologie an der Klinik für Orthopädie und Unfallchirurgie im MUM (Muskuloskelettales Universitätszentrum München), sowie Frau Katrin Hilpert-Will, Physiotherapeutin B. Sc. und Therapeutische Leitung ebendort.

Quellennachweis

1 William Hunter: On the structure and diseases of articulating cartilages. Philos Trans Roy Soc 42 B 1743 514–521. Der Satz lautet im Original: „[…] that, when destroyed, it is never recovered."

2 Test Hoffart, Carsten Maximilian: Vergleich der Reibungseigenschaften von hyalinem Knorpel und Meniskusgewebe. Dissertation zur Erlangung des Doktorgrades der Medizin der Medizinischen Fakultät der Universität Ulm 2016.

3 Die Abstammung des Menschen und die geschlechtliche Zuchtwahl. Band 12. Abdr. – Schweizerbart, Stuttgart 1871.

4 Charles Darwin: Die Abstammung des Menschen, 1871, Kap. 7.

5 Denis Diderot: Jacques der Fatalist und sein Herr. Matthes & Seitz, Berlin 2014. S. 10.

6 FRAX ist ein Rechentool, das von einer WHO-Arbeitsgruppe erarbeitet wurde und das auf der Grundlage klinischer Risikofaktoren und optional der DXA-Knochendichte am Schenkelhals das länderspezifische 10-Jahres-Frakturrisiko für hüftnahe Frakturen und sogenannte Major Fractures (hüftnahe Frakturen, klinische Wirbelkörperfrakturen, Humerusfrakturen und Unterarmfrakturen) abschätzt. (Aus der Leitlinie zur Osteoporose 2017. S. 118).

7 Siehe hierzu: www.researchgate.net/publication/318787177 (letzter Zugriff am 17.11.2021).

8 Falk Mörl: Müssen wir unsere Faszien trainieren? Eine wissenschaftlich kritische Auseinandersetzung mit dem Thema Faszientraining. Dezember 2016.

9 Der Leitspruch der Osteopathie wird ihrem Gründer Andrew Taylor Still zugeschrieben, in ihm drückt sich das Vertrauen in die Selbstheilungskräfte aus, wenn die Blockade einmal gelöst ist.

10 www.cochranelibrary.com/cdsr/doi/10.1002/14651858.CD013814/full (letzter Zugriff am 17.11.2021).

11 Jinglan Mu et al., Acupuncture for chronic nonspecific low back pain. 11 December 2020. https://doi.org/10.1002/14651858.CD013814

12 Franz Dobler: Bis auf die Knochen. In: Ich will doch immer nur kriegen, was ich haben will. Starfruits Publications, 2020.

13 Bruno Valentin: Die Geschichte des Gipsverbandes. Georg Thieme Verlag, Stuttgart 1956, S. 9. Gipsverbände zur Behandlung von Knochenbrüchen kannte man schon im alten Orient (10. Jahrhundert).

14 Bruno Valentin: Geschichte der Orthopädie. Georg Thieme Verlag, Stuttgart 1961. S. 160.

15 Ebd., Seite 54.

16 Bruno Valentin: Geschichte der Orthopädie. Georg Thieme Verlag, Stuttgart 1961. S. 114.

[17] Siehe auch: Bruno Valentin: Geschichte der Orthopädie. Georg Thieme Verlag, Stuttgart 1961; Geschichte der Grenzgebiete der Orthopädie, Deutsches Orthopädisches Geschichts- und Forschungsmuseum, Jahrbuch Bd. 4. Hg. Ludwig Zichner. Steinkopff, 2002; Enzyklopädie der Medizingeschichte, Walter de Gruyter, Berlin 2005.

Literatur, die zudem konsultiert wurde:

Kurt Bayertz, Der aufrechte Gang. Eine Geschichte des anthropologischen Denkens. C.H. Beck, München 2013.

Werner E. Gerabek et al. (Ed.), Enzyklopädie Medizingeschichte. Walter de Gruyter, Berlin 2005.

Erwin H. Ackerknecht, Geschichte der Medizin. 7., überarb. und erg. Aufl. von Axel Hinrich Murken. Enke, Stuttgart 1992.

Edel Books
Ein Verlag der Edel Verlagsgruppe

© 2022 Edel Verlagsgruppe GmbH
Neumühlen 17, 22763 Hamburg
www.edelbooks.com

Dieses Werk wurde vermittelt von Agentur Brauer (zuständige Agentin: Ulrike Schuldes)
Projektkoordination: Svetlana Romantschuk
Lektorat: Dr. Gregor Ohlerich
Coverfoto: Michael Philipp Bader
Autorenfotos: Michael Philipp Bader, Armin Sinnwell-Rubow
Illustrationen: Max Bachmeier
Layout und Satz: Datagrafix GSP GmbH, Berlin | www.datagrafix.com
Umschlaggestaltung: Rothfos & Gabler, Hamburg
Lithografie: Frische Grafik, Hamburg
Druck und Bindung: GGP Media GmbH, Pößneck

Dieses Buch ist mit mineralölfreien Farben gedruckt.

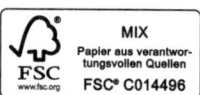

Printed in Germany

ISBN 978-3-8419-0802-5